华西医学大系

解读"华西现象"

讲述华西故事

展示华西成果

血液系统疾病患者皮肤与伤口护理

XUEYE XITONG JIBING HUANZHE PIFU YU SHANGKOU HULI

主编　冷亚美　牛　挺　陈凤姣

四川科学技术出版社
·成都·

图书在版编目（CIP）数据

血液系统疾病患者皮肤与伤口护理 / 冷亚美，牛挺，
陈凤姣主编 .—成都：四川科学技术出版社，2023.11

ISBN 978-7-5727-1199-2

Ⅰ . ①血… Ⅱ . ①冷… ②牛… ③陈… Ⅲ . ①血液病
－护理 Ⅳ . ① R473.5

中国国家版本馆 CIP 数据核字 (2023) 第 224626 号

血液系统疾病患者皮肤与伤口护理

主　　编　冷亚美　牛　挺　陈凤姣

出 品 人	程佳月
责任编辑	李　栎
助理编辑	王天芳
封面设计	经典记忆
责任校对	宋子君
责任出版	欧晓春
出版发行	四川科学技术出版社
地　　址	四川省成都市锦江区三色路 238 号新华之星A座
	传真：028-86361756　邮政编码：610023
成品尺寸	156mm×236mm
印　　张	12　字　数　240 千
照　　排	成都木之雨文化传播有限公司
印　　刷	四川省南方印务有限公司
版　　次	2023 年 11 月第 1 版
印　　次	2023 年 12 月第 1 次印刷
定　　价	52.00 元

ISBN 978-7-5727-1199-2

本书编委会

主　　编：冷亚美　牛　挺　陈凤姣

副主编：王颖莉　毛　凌　余　艳

编　　委：（按姓氏拼音排序）

陈凤姣　陈　莉　杜馨雯　何凌霄

冷亚美　梁桃云　罗玉勤　毛　凌

牛　挺　王颖莉　伍冬梅　杨　波

余　艳　张川莉

秘　　书：杜馨雯

《血液系统疾病患者皮肤与伤口护理》
主编简介

  冷亚美，副主任护师，四川大学华西医院护理专家库特聘专家，长期从事血液系统疾病的临床护理、管理和研究工作，曾任四川大学华西医院血液内科护士长30多年，现任中国医药教育协会血液护理分会常务委员等学术职务。具备丰富的临床经验和较高的科研水平，近5年发表学术论文12篇，其中SCI 5篇；主持和参与省部级课题、厅局级课题、院级课题、横向课题等近10项；主编血液护理专著2部，参编专著3部；作为第一发明人获得1项实用新型专利授权。

  牛挺，博士，教授，主任医师，博士生（后）导师，四川大学华西医院血液内科主任。于美国德克萨斯大学 M. D. Anderson 癌症中心完成博士后训练。现任 STAR 工作组血液病学专科委员会主任委员，中华医学会血液学分会常务委员兼淋巴细胞疾病学组副组长，中国医师协会血液科医师分会委员暨组织细胞疾病学组副组长和骨髓瘤学组委员，中国抗癌协会血液肿瘤专业委员会常务委员暨细胞治疗学组委员，中国初级卫生保健基金会血液病公益项目专家委员会副主任委员，中国医药教育协会血液学专业委员会副主任委员，中国老年医学学会血液学分会常务委员暨淋巴瘤学组副组长，中华医学会《国际输血及血液学杂志》副总编辑，《中华血液学杂志》《临床血液学杂志》《血栓与止血学》《四川大学学报（医学版）》编委，四川省血液内科医疗质量控制中心业务主任，四川省肿瘤学会血液肿瘤专业委员会主任委员，四川省医师协会血液科医师分会候任会长，四川省卫生健康委学术技术带头人，四川省医学会和成都医学会医疗事故鉴定专家。主要从事血液肿瘤发病机制、干预治疗和临床研究，作为负责人主持国家重点研发计划、国家自然科学基金、省/市科技攻关和支撑计划课题等20余项；获得四川省科学技术进步奖2项；在国内外专业杂志发表论文100余篇，参著、参译医学图书10余部。

  陈凤姣，副主任护师，四川大学华西医院血液内科副科护士长，中国医药教育协会血液护理分会委员，四川省医学科技创新研究会慢病管理与护理创新专业委员会常务委员。主要从事血液病护理和护理教育实践及研究工作，主持省部级课题、厅局级课题、院级课题、横向课题项目4项；作为第一作者发表学术论文21篇，其中SCI 5篇；主编专著1部，参编4部。

《华西医学大系》总序

由四川大学华西临床医学院/华西医院（简称"华西"）与新华文轩出版传媒股份有限公司（简称"新华文轩"）共同策划、精心打造的《华西医学大系》陆续与读者见面了，这是双方强强联合，共同助力健康中国战略、推动文化大繁荣的重要举措。

百年华西，历经120多年的历史与沉淀，华西人在每一个历史时期均辛勤耕耘，全力奉献。改革开放以来，华西励精图治、奋进创新，坚守"关怀、服务"的理念，遵循"厚德精业、求实创新"的院训，为践行中国特色卫生与健康发展道路，全心全意为人民健康服务做出了积极努力和应有贡献，华西也由此成为了全国一流、世界知名的医（学）院。如何继续传承百年华西文化，如何最大化发挥华西优质医疗资源辐射作用？这是处在新时代站位的华西需要积极思考和探索的问题。

新华文轩，作为我国首家"A+H"出版传媒企业、中国出版发行业排头兵，一直都以传承弘扬中华文明、引领产业发展为使命，以坚持导向、服务人民为己任。进入新时代后，新华文轩提出了坚持精准出版、精细出版、精品出版的"三精"出版发展思路，全心全意为推动我国文化发展与繁荣做出了积极努力和应有贡献。如何充分发挥新华文轩的出版和渠道优势，不断满足人民日益增长的美好生活需要？这是新华文轩一直以来积极思考和探索的问题。

基于上述思考，四川大学华西临床医学院/华西医院与新华文轩出版传媒股份有限公司于2018年4月18日共同签署了战略合作协议，启动了《华西医学大系》出版项目并将其作为双方战略合作的重要方面和旗舰项目，共同向承担《华西医学大系》出版工作的四川科学技术出版社授予了"华西医学出版中心"铭牌。

人民健康是民族昌盛和国家富强的重要标志，没有全民健康，就没有全面小康，医疗卫生服务直接关系人民身体健康。医学出版是医药卫生事业发展的重要组成部分，不断总结医学经验，向学界、社会推广医学成果，普及医学知识，对我国医疗水平的整体提高、对国民健康素养的整体提升均具有重要的推动作用。华西与新华文轩作为国内有影响力的大型医学健康机构与大型文化传媒企业，深入贯彻落实健康中国战略、文化强国战略，积极开展跨界合作，联合打造《华西医学大系》，展示了双方共同助力健康中国战略的开阔视野、务实精神和坚定信心。

华西之所以能够成就中国医学界的"华西现象"，既在于党政同心、齐抓共管，又在于华西始终注重临床、教学、科研、管理这四个方面协调发展、齐头并进。教学是基础，科研是动力，医疗是中心，管理是保障，四者有机结合，使华西人才辈出，临床医疗水平不断提高，科研水平不断提升，管理方法不断创新，核心竞争力不断增强。

《华西医学大系》将全面系统深入展示华西医院在学术研究、临床诊疗、人才建设、管理创新、科学普及、社会贡献等方面的发展成就；是华西医院长期积累的医学知识产权与保护的重大项目，是华西医院品牌建设、文化建设的重大项目，也是讲好"华西故事"、展示"华西人"风采、弘扬"华西精神"的重大项目。

《华西医学大系》主要包括以下子系列。

①《学术精品系列》：总结华西医（学）院取得的学术成果，学术影响力强。②《临床实用技术系列》：主要介绍临床各方面的适宜技术、新技术等，针对性、指导性强。③《医学科普系列》：聚焦百姓最关心的、最迫切需要的医学科普知识，以百姓喜闻乐见的方式呈现。④《医院管理创新系列》：展示华西医（学）院管理改革创新的系列成果，体现华西"厚德精业、求实创新"的院训，探索华西医院管理创新成果的产权保护，推广华西优秀的管理理念。⑤《精准医疗扶贫系列》：包括华西特色智力扶贫的相关内容，旨在提高贫困地区基层医院的临床诊疗水平。⑥《名医名家系列》：展示华西人的医学成就、贡献和风采，弘扬华西精神。⑦《百年华西系列》：聚焦百年华西历史，书写百年华西故事。

我们将以精益求精的精神和持之以恒的毅力精心打造《华西医学大系》，将华西的医学成果转化为出版成果，向西部、全国乃至海外传播，提升我国医疗资源均衡化水平，造福更多的患者，推动我国全民健康事业向更高的层次迈进。

《华西医学大系》编委会

2018年7月

前　言

　　皮肤是人体面积最大的器官，也是人体重要的保护屏障。由于疾病本身或治疗因素导致血液系统疾病患者容易发生各类皮肤损伤，为临床护理和患者恢复带来不便。目前国内尚缺乏专门针对血液系统疾病患者的皮肤与伤口护理专著，因此，四川大学华西医院血液内科医护专家在总结数十年的血液系统疾病临床护理经验和长期的伤口护理实践经验、查阅相关文献资料的基础上，编撰出版《血液系统疾病患者皮肤与伤口护理》，希望能对血液系统疾病患者的皮肤与伤口临床护理工作起到参考作用。本书适用于血液内科护士和肿瘤科护士，也可为伤口护理专科护士、护理专业学生、血液系统疾病患者及其家属提供良好的阅读材料，希望本书的出版能促进血液系统疾病伤口护理专业的发展。

　　本书涵盖了临床上较为常见的血液系统疾病患者的皮肤问题、伤口问题及其护理方法。主要包括皮肤的解剖结构与生理功能、伤口护理理论与临床实践进展、血液系统疾病患者皮肤与伤口护理概述、血液系统疾病患者压力性损伤的护理、血液系统疾病患者皮肤软组织感染的护理、血液系统疾病患者癌性伤口的护理、化疗药物外渗损伤的护理、造血干细胞移植后皮肤移植物抗宿主病的护理、血液系统疾病患者穿刺伤口的护理、特殊血液系统疾病伤口的护理等内容。本书突出临床实用性，层次清晰、简明易懂，既包含临床技能知识，又纳入部分前沿进展。

本书由四川大学华西护理学科发展专项基金（项目编号：HXHL21024）资助出版，在此对四川大学华西医院、华西护理学院表示感谢。本书在编写过程中得到了四川大学华西医院血液内科朱焕玲教授、陈心传教授、各位护理组长和其他各级医生的大力支持和帮助，多位老师参与了书稿审阅及修改工作，在此对各位老师表示诚挚的感谢。由于血液系统疾病研究进展迅猛以及我们所掌握的知识有限，尽管我们已对本书进行多次斟酌和反复修改，但难免存在不足之处，祈望广大读者予以批评指正，以使本书质量不断提高，对此，我们将不胜感激。

编　者

2023年5月

目 录

第一章

皮肤的解剖结构与生理功能

第一节　皮肤的解剖结构

皮肤是人体面积最大的器官，也是将人体内部与外界环境隔绝开来的屏障，对维持人体内环境的稳态极其重要。成人皮肤总面积为 1.5 ~ 2.0 m^2，重量为 2.5 ~ 3.5 kg。皮肤自外而内由表皮、真皮和皮下组织组成，平均厚度为 2 ~ 3 mm，但不同解剖部位的厚度存在区别，例如眼睑处皮肤可薄至 0.25 ~ 0.35 mm，而足底和手掌部位的皮肤则较厚，可在 3 mm 以上。

一、表皮

表皮从外向内可分为五层：角质层、透明层、颗粒层、棘层和基底层。角质层位于表皮最外层，由已经死亡的扁平细胞构成，其细胞的正常结构消失，细胞间桥粒消失或形成残体，不断脱落而形成皮屑；透明层仅见于掌跖部位，位于颗粒层和角质层之间，其细胞界限不清，光镜下细胞质呈均质状态并有强折光性；颗粒层由扁平细胞或梭形细胞组成，该层的细胞核和细胞器退化，胞质内充满透明角质颗粒，胞质内板层颗粒所含脂质等以胞吐形式释放到细胞间隙中，封闭细胞间隙并形成防水屏障，阻止细胞内的水分蒸发流失，同时也阻止了营养物质向颗粒层外侧扩散；棘层由多角形细胞构成，电镜下可见胞质内有很多张力细丝聚集成束，并附着于细胞表面的细小突起上，相邻细胞的突起互相连接形成桥粒，为相邻的细胞提供结构上的支持；基底层由一层具备分裂能力的细胞构成，存在具有长期增殖分化潜能的表皮干细胞，其不断分裂、分化、成熟为角质层细胞并有序向外移行，由基底层移行至颗粒层约需 14 天，再移行至角质层表面并脱落又需 14 天，共约 28 天，称为表皮通过时间或更替时间。

表皮在组织学上属于复层鳞状上皮，主要由角质形成细胞、黑素细胞、朗格汉斯细胞和梅克尔细胞等构成。角质形成细胞由外胚层分化而来，是表皮的主要构成细胞，数量占表皮细胞80%以上，广泛分布于表皮各层结构中，可产生角蛋白，参与表皮分化及角化的病理生理过程；黑素细胞在所有组织内均存在，但在表皮、毛囊、黏膜、视网膜色素上皮等处较多，约占基底层细胞总数的10%，其特征是胞质内含有黑素小体，能够将酪氨酸转化为黑色素，黑色素能遮挡及反射紫外线，保护真皮及深部组织；朗格汉斯细胞是表皮的免疫活性细胞，分布于基底层以上的表皮及毛囊上皮中，占表皮细胞总数的3%~5%，一般面颈部较多，掌跖部较少，其有多种表面标记，是皮肤的抗原提呈细胞（APC），能识别、结合和处理侵入皮肤的抗原并参与免疫应答；梅克尔细胞位于基底细胞之间，有短指状的突起，胞质内含神经内分泌颗粒，多分布于感觉灵敏的部位（如鼻尖和指尖），可能具有非神经末梢介导的感觉作用。

角质形成细胞间主要由桥粒连接。桥粒是由相邻细胞间的细胞膜发生卵圆形致密增厚而共同构成。桥粒结构在角质形成细胞分化过程中既可以分离，也可以重新形成，使表皮细胞上移至角质层，并有规律地脱落。桥粒结构的破坏可以引起角质形成细胞之间相互分离，临床上形成表皮内水疱或者大疱。基底层细胞与下方基底膜带之间主要由半桥粒连接，其结构类似半个桥粒，是角质形成细胞真皮侧胞膜的不规则突起与基底膜带相互嵌合而成；基底膜带连接表皮与真皮，同时具有渗透和屏障作用。基底膜带结构的异常可导致表皮和真皮分离，形成表皮下水疱或大疱。

二、真皮

真皮由中胚层分化而来，由浅至深可分为乳头层和网状层，两层之间无明确界限。乳头层为凸向表皮底部的乳头状隆起，与表皮突呈犬牙交错样连接，内含丰富的毛细血管和毛细淋巴管，还有游离神经末梢和囊状神经小体；网状层较厚，位于乳头层下方，有较大的血管、淋巴管、神经穿行。真皮在组织学上属于不规则的致密结缔组织，由纤维、基质和细胞成分组成，其中以纤维成分为主，纤维之间有少量基质和细胞成分。

（一）胶原纤维

胶原纤维在真皮中含量最丰富，苏木精—伊红染色（HE染色）呈浅红色。真皮乳头层、表皮附属器和血管附近的胶原纤维较纤细，且无一定走向；真皮中下部的胶原纤维聚成走向几乎与皮面平行的粗大纤维束，相互交织成网，在不同水平面上各自延伸；真皮下部的胶原纤维束最粗。胶原纤维由直径为70~140 nm的胶原原纤维聚合而成，主要成分为Ⅰ型胶原蛋白，少数为Ⅲ型胶原蛋白。胶原纤维韧性较强，但缺乏弹性。

（二）网状纤维

网状纤维为幼稚的、纤细的未成熟胶原纤维，非独立的纤维成分。HE 染色难以显示，银染呈黑色，故又称嗜银纤维。主要分布在乳头层及皮肤附属器、血管和神经周围。网状纤维由直径为 40～65 nm 的网状原纤维聚合而成，主要成分为 III 型胶原蛋白。

（三）弹力纤维

HE 染色不易辨认，醛品红染色呈紫色。弹力纤维在电镜下较胶原纤维细，直径为 1～3 nm，呈波浪状，相互交织成网，缠绕在胶原纤维束之间。弹力纤维由弹力蛋白和微原纤维构成，正常真皮内弹力纤维的数量较少，占 2%～4%。弹力纤维具有较强的弹性。

（四）基质

基质为填充于纤维、纤维束间隙和细胞间的无定形物质，其成分主要为蛋白多糖。蛋白多糖以曲折盘绕的透明质酸长链为骨架，连接许多蛋白质分子及硫酸软骨素等，形成具有许多微孔隙的立体结构。小于这些孔隙的物质如水、电解质、营养代谢物质可自由通过，进行物质交换；大于孔隙者（如细菌等）则不能通过，被限制于局部，有利于吞噬细胞吞噬。

（五）细胞

细胞主要有成纤维细胞、肥大细胞、巨噬细胞、真皮树突状细胞、朗格汉斯细胞和噬色素细胞等，还有少量淋巴细胞和其他白细胞。成纤维细胞和肥大细胞是真皮结缔组织中最主要的细胞。

三、皮下组织

皮下组织位于真皮下方，由疏松结缔组织及脂肪小叶组成，又称皮下脂肪层。皮下组织含有血管、淋巴管、神经、小汗腺和顶泌汗腺等，其厚度随部位、性别及营养状况不同有所差异。

四、皮肤附属器

皮肤附属器包括毛发、皮脂腺、汗腺和甲，均由外胚层分化而来。毛发包括位于皮肤以外的毛干、皮肤以内的毛根，毛根末端的膨大部分被包含在毛囊内，称为毛球。毛发存在生命周期，可分为生长期、退行期和休止期，全部毛发中 80% 左右处于生长期，并非同时生长或脱落。皮脂腺是由一种可产生脂质的腺泡和较短的导管构成，能够释放脂滴并经导管排出。皮脂腺导管开口于毛囊，除手和足以外的其余部位皮肤中均有皮脂腺。汗腺由分泌部和导管部构成，分泌部位于真皮深层和皮下组织中，分泌部延续为导管，上行后直接开口于皮肤表面的汗孔。汗腺根据结构和功能不同可分为小汗腺和顶泌汗腺，二者均受交感神经支配，但顶泌汗腺的分泌主要受性激素影响，神经递质为去甲肾上腺素；小汗腺的神经递质为乙酰胆碱。甲仅分布在手指和脚趾末端伸面，由多层紧密的角化细胞构成。甲的外露部分称为甲板，深入近端皮肤中的部分称为甲根，甲板下的皮肤称为甲床。

五、皮肤的神经、脉管和肌肉

（一）神经

神经包括感觉神经和运动神经，感觉神经可分为神经小体和游离神经末梢，前者主要分布在无毛皮肤，后者主要分布在表皮下和毛囊周围，可感受压力觉、触觉、热觉、冷觉等。

（二）血管

真皮深部存在微动脉和微静脉构成的乳头下血管丛和真皮下血管丛，这些血管丛大致呈层状分布，与皮肤表面平行，浅丛与深丛之间由垂直走向的血管相连通，形成丰富的吻合支。

（三）淋巴管

皮肤的淋巴管网与几个主要血管丛平行，皮肤毛细淋巴管盲端起始于真皮乳头层的毛细淋巴管，逐渐汇合为管壁较厚的具有瓣膜的淋巴管，形成乳头下浅淋巴网和真皮淋巴网，再连通皮肤深层和皮下组织的更大淋巴管。

（四）肌肉

皮肤内最常见的肌肉为立毛肌，由纤细的平滑肌纤维束构成，其一端起自真皮乳头层，另一端插入毛囊中部的结缔组织鞘内，当精神紧张及寒冷时，立毛肌收缩可引起毛发直立，形成"鸡皮疙瘩"。

第二节　皮肤的生理功能

皮肤覆盖于人体表面，具有屏障、吸收、感觉、分泌和排泄、体温调节、物质代谢、免疫等多种功能。皮肤能接受来自外界环境的各种刺激，并通过其反射调节，使机体更好地适应外界环境变化。

一、屏障功能

皮肤可以保护体内器官和组织免受外界各种有害因素的损伤，也可以防止体内水分、电解质及营养物质的丧失。

（一）对物理性损伤的防护

皮肤对机械性损伤（如摩擦、牵拉、冲撞等）具有一定的防护作用。角质层是皮肤主要的防护结构，在经常受到摩擦和压迫的部位，角质层可增厚，进而增强对机械性损伤的耐受性；真皮层的胶原纤维、网状纤维和弹力纤维等交织成网，使皮肤具有弹性和伸展性。皮下脂肪层能够对外力起到缓冲作用。皮肤的角质层可防护电损伤，当角质层含水量增多时，皮肤电阻减小，防护能力下降。皮肤通过吸收作用能够实现对光线的防护，黑素细胞接受紫外线照射后能够产生更多的黑色素，使皮肤对紫外线的屏障作用增强。

（二）对化学性刺激的防护

角质层是皮肤防护化学性刺激的主要结构，具有抗弱酸和抗弱碱的作用。

（三）对微生物的防御作用

角质层细胞之间排列紧密，其他层的角质形成细胞也通过桥粒结构而互相镶嵌，能防止微生物的侵入；角质层含水量少，皮肤表面呈弱酸性环境，不利于某些微生物的生长繁殖；一些皮肤表面的正常寄居菌通过产生脂酶，对其他的细菌如白念珠菌、链球菌、葡萄球菌等具有一定的抑制作用。

（四）防止营养物质的丢失

角质层具有半透膜的性质，可以防止体内营养物质及电解质丢失，皮肤表面的皮脂膜能够减少水分丢失。在正常情况下，成人经皮丢失的水分为每天 240～480 mL（不显性出汗），但如果角质层全部丧失，每天经皮丢失的水分将增加 10 倍以上。

二、吸收功能

皮肤的吸收部位主要是角质层，其次是毛囊、皮脂腺和汗腺。皮肤吸收功能可受到多种因素影响，包括皮肤结构和部位、角质层水合程度、被吸收物质的理化性质、外界环境因素及各种病理情况。通常而言，角质层较薄的部位，吸收能力更强；角质层水合程度越高，皮肤吸收能力越强；脂溶性物质的吸收强于对水溶性物质的吸收；外界温度升高可促进皮肤血管扩张，血流速度增加，加快皮肤吸收和局部的弥散；湿度增加也可使皮肤吸收功能增强。皮肤充血、理化损伤及皮肤疾病均会影响皮肤的吸收功能。

三、感觉功能

皮肤的感觉可分为两类，一类是单一感觉，即外界单一刺激引起的感觉，如触觉、痛觉、压力觉、冷觉和温觉；另一类是复合感觉，是皮肤中不同类型的感觉神经末梢或感受器共同感受的刺激传入中枢后，大脑综合分析形成的感觉，包括湿、硬、软、粗糙、光滑等。此外，皮肤还有形体觉、两点辨别觉和定位觉等。另外，痒觉是皮肤、黏膜的一种特有感觉，是一种引起搔抓欲望的不愉快感觉，其产生机制尚不清楚，目前尚未发现专门的痒觉感受器。

四、分泌和排泄功能

皮肤的分泌和排泄主要通过小汗腺、顶泌汗腺和皮脂腺完成。小汗腺的分泌和排泄受体内外温度、精神因素和饮食的影响，在正常情况下小汗腺分泌的汗液无色透明，呈酸性（pH 值为 4.5～5.5），大量出汗时碱性增强（pH 值在 7.0 左右），汗液中水分占 99%，其他成分仅占 1%，包括无机离子、乳酸、尿素等，汗液分泌有助于维持体内电解质平衡。顶泌汗腺在青春期分泌旺盛，分泌的汗液是一种无味液体，经细菌酵解之后可产生臭味。皮脂腺分泌的皮脂是多种脂类的混合物，其中主要含有角鲨烯、蜡脂、甘油三酯及胆固醇酯等。雄激素可加快皮脂腺细胞的分裂，使其体积增加、皮脂合成增加；雌激素、禁食、皮脂腺受损等因素可减少皮脂分泌。

五、体温调节功能

皮肤具有重要的体温调节作用，一方面皮肤可通过外周温度感受器感受外界环境温度变化，并向下丘脑发送相应信息；另一方面皮肤又可接受中枢信息，通过血管舒缩反应、寒战或出汗等反应对体温进行调节。冷刺激时交感神经兴奋，血管收缩，动静脉吻合关闭，皮肤血流量减少，皮肤散热减少；热刺激时动静脉吻合开启，皮肤血流量增加，皮肤散热增加。体表可通过辐射、对流、传导和汗液蒸发实现散热，环境温度过高时的主要散热方式是汗液蒸发，热应激情况下通过分泌汗液，散热量可以达到基础条件下的 10 倍。

六、物质代谢功能

皮肤涉及多种物质代谢，包括糖类、蛋白质、脂肪、水分和电解质。皮肤中的糖主要为糖原、葡萄糖和黏多糖等。在有氧条件下，表皮中 50%～75% 的葡萄糖通过有氧氧化提供能量，在缺氧状态下则 70%～

80%通过无氧酵解提供能量。当患有糖尿病时，皮肤葡萄糖含量增高，容易发生真菌和细菌感染。黏多糖主要与蛋白质形成蛋白多糖，后者与胶原纤维结合形成网状结构，对真皮及皮下组织起支持、固定作用。蛋白质主要包括角蛋白、胶原蛋白和弹力蛋白等，角蛋白是角质形成细胞和毛发上皮细胞的代谢产物及主要成分，胶原蛋白是胶原纤维、网状纤维和基底膜带的主要成分；弹力蛋白是真皮内弹力纤维的主要成分。皮肤内的脂类包含脂肪和类脂质，类脂质是细胞膜的主要成分，在表皮细胞分化的各阶段，其组成有显著差异，如从基底层到角质层，胆固醇、脂肪酸、神经酰胺含量逐渐增多，而磷脂含量则逐渐减少。表皮中含量最丰富的必需脂肪酸为亚油酸，其次为花生四烯酸，后者在日光下可合成维生素 D，有利于预防佝偻病。皮肤中的水分主要分布于真皮内，皮肤含水量儿童略高于成人，成人中女性略高于男性。

七、免疫功能

皮肤中的主要免疫细胞包括角质形成细胞、朗格汉斯细胞、淋巴细胞、内皮细胞、肥大细胞、巨噬细胞、成纤维细胞和真皮树突状细胞，它们与分泌的免疫因子、各种黏附分子和其他抗体、补体等共同构成了一个复杂的网络系统，实现在免疫环节中的抗原呈递、免疫监视、免疫应答、炎症反应、超敏反应（又称变态反应）、创伤及组织修复、细菌吞噬等，维持皮肤免疫功能的稳定。

伤口护理理论与临床实践进展

第一节 伤口愈合过程

损伤是创伤、感染或其他病理过程导致的组织完整性破坏，当皮肤表面发生缺损或破坏时，就产生了伤口。伤口愈合是机体尝试修复皮肤屏障的一系列过程的叠加，其机制主要为组织再生和组织修复。在理想状态下，组织可完全再生而不影响原本的解剖结构和功能，但这种再生只能在部分细胞类型中实现，例如上皮细胞和肝细胞。表皮受损可完全再生，一旦损伤影响到真皮层及皮下组织，则通过组织修复过程替换受损或缺失的组织，从而恢复皮肤完整性，但原始组织的结构和功能会丢失。了解伤口愈合机制和过程，有助于选择合适的伤口护理方法来促进伤口恢复到最佳状态。

一、伤口愈合的分期和机制

伤口愈合通常可分为三个时期：炎症期、增生期和重塑期，主要的病理生理过程如下。

（一）炎症期

伤口形成初期即进入炎症期，在生理条件下持续 4～6 天。此时期，伤口启动凝血机制以完成伤口止血；继而在炎症反应下，中性粒细胞和巨噬细胞进入伤口，完成对伤口的清洁和对组织碎片的吞噬，此时出现渗血、渗液、伤口组织坏死及红、肿、热、痛等一系列表现。

1. 止血过程

伤口形成后，止血过程随即启动。伤口中的小血管收缩，使血小板聚集到损伤血管周围，激活凝血反应，纤维蛋白原形成不溶性纤维蛋白网，产生血凝块，封闭破损血管；激活的血小板可释放一系列生长因子和细胞因子，调控伤口愈合过程，同时促进纤维基质结构的形成，成为后续伤口修复过程中细胞移行的骨架结构。大血管损伤时较难自行止血，需要额外的止血措施。

2. 炎症反应

出血控制后，纤维蛋白基质形成，炎症期随即开始。炎症反应是通过伤口局部的免疫细胞聚集并分泌多种细胞因子和生长因子，通过一系列复杂的机体防御反应，有助于去除死亡的细胞及细菌等有害物质或使其失活，清除坏死组织并为随后的增生过程创造良好的条件。炎症反应的典型症状为红、肿、热、痛。损伤初期，收缩的小动脉在组胺、5－羟色胺、激肽等血管活性物质的作用下扩张，伤口血液灌注增加，局部新陈代谢加强，使有害物质得以清除，临床表现为局部发红或发热；血管扩张同时，血管通透性增强，血浆渗出液增多，渗出通常在伤口形成后 10 分钟左右即开始，1～2 小时增加，3～5 小时达到高峰，临床表现为伤口局部肿胀，5 天后开始回吸收。血浆渗出液中富含中性粒细胞、吞噬细胞和各种胶原蛋白，此期患者可出现反应性低蛋白血症。在炎症反应下，大量炎症介质如缓激肽等释放，对局部暴露的神经末梢形成刺激，引起伤口局部疼痛，但缺血坏死伤口可无疼痛感受。

3. 吞噬作用和免疫应答

炎症阶段的目标是重新建立一个干净的伤口床。在伤口形成后 2～4 小时，中性粒细胞会大量浸润到伤口并持续增生，吞噬伤口中的细菌，分泌各种炎症介质及细胞因子，如肿瘤坏死因子－α（TNF－α）、白细胞介素（IL）等，并释放蛋白水解酶，以清除细胞外基质中的失活成分；随后，巨噬细胞会逐渐取代中性粒细胞，移行入伤口，并吞噬伤口内的碎片、异物与微生物，清除死亡的中性粒细胞。此外，巨噬细胞还可释放其他细胞因子，包括促进血管发育的血管内皮生长因子（VEGF）、促进成纤维细胞活性和合成胶原蛋白的血小板衍生生长因子（PDGF）等，刺激细胞外基质和肉芽组织生长，同时能聚集并活化更多巨噬细胞，吸引并促进细胞涌入伤口内部，刺激细胞增生，即"趋化作用"。

在炎症期，免疫细胞的移行约持续 3 天，直到伤口清洁，但当伤口存在感染时，吞噬活动随之加强，炎症期延长，导致伤口延迟愈合。

（二）增生期

增生期约在伤口形成后 48 小时开始，持续 2～3 周，主要参与的细胞为巨噬细胞、成纤维细胞，这一阶段的主要特征是血管和肉芽组织形成，并开始出现上皮化。

1. 新生血管和血管化

伤口形成后 2～3 天，血管内皮细胞在生长因子的刺激下，从伤口边缘完好无损的血管开始增生，首先突破基底膜向伤口周围区域移动，通过细胞分裂形成血管芽，单个血管芽向另一个血管芽生长，两个血管芽沟通后形成血管通路，随后内皮细胞继续增生与迁移，最后内皮细胞连在一起，形成新的微血管，再进一步形成血管分支、血管网和毛细血管环，最终形成新生的毛细血管网，这一过程共需 1~4 天。

新生血管是保证伤口充分的血氧供应和营养的基础，没有血管的新生和重建，就不可能有肉芽组织的生长，伤口也就不能愈合。

2. 肉芽组织形成

成纤维细胞向伤口区域迁移标志着伤口增生期的开始。在伤口清洁的良好条件下，成纤维细胞自完好部位皮肤的真皮层进入局部，增殖、分化并合成、分泌胶原蛋白，形成细胞外基质作为血管生长的骨架。新生血管长入细胞外基质内，形成复杂的血管网，外观是鲜红色的颗粒状组织，即肉芽组织。肉芽组织填补伤口床的缺损，并成为上皮爬行的基础，当肉芽组织生长不良时，上皮化过程也会出现障碍，导致上皮化停止、伤口边缘内卷等一系列问题。

在伤口增生期，肉芽组织中毛细血管丰富，且对机械张力的耐受性较差，因此在更换敷料或清创时容易出血，此时应注意对组织的保护，在移除敷料时动作宜轻柔，避免引起不必要的机械性损伤。

（三）重塑期

重塑期通常在伤口形成后第 8 天开始，代表伤口愈合的最后阶段，平均持续 1~2 年。在此时期，伤口中的成纤维细胞一部分变成纤维细胞，另一部分变成肌成纤维细胞，肌成纤维细胞含具收缩性的肌动蛋白，可拉紧伤口边缘使之收缩；成纤维细胞生成的细胞外基质的主要成分由Ⅲ型胶原蛋白替换为强度更高的Ⅰ型胶原蛋白，肉芽组织所含血管和水分减少，形成瘢痕，瘢痕持续修复而变软、变平。如果存在真皮、皮下组织和/或肌肉的缺损，则这部分组织会被瘢痕组织替代，最终可达到最初完整皮肤状态下 80% 的抗张强度，但无法恢复到原来的水平。

上皮化过程自伤口增生期即启动，其完成是伤口愈合过程结束的标志。在上皮组织受损后，缺损部分周围的上皮组织断端的基底层细胞（生发层）向伤口方向移行，形成从伤口周围向中心移动的趋势；当上皮细胞生长到彼此接触时，即传递细胞信号，使细胞分裂停止。浅表伤口如擦伤、浅Ⅱ度烧（烫）伤等，可完全按生理性再生模式愈合，再生组织与伤前组织的外观、结构与功能基本一致；存在皮下组织损伤时，缺损部位被瘢痕组织取代，表皮爬行形成的上皮缺乏血管、腺体、色素细胞和足够的神经支配，没有分泌和排泄功能，并存在色泽和感觉功能的改变，修复后的创面较为脆弱，容易在损伤因素作用下发生再次破溃。

二、伤口愈合的类型

根据损伤程度、有无感染和处理方式，伤口愈合可以分为一期愈合、二期愈合和三期愈合。

（一）一期愈合

一期愈合是指清洁伤口对合良好且无并发症的修复过程。一般见于创面较小、出血较少、组织破坏较轻、伤口边缘整齐、无感染、经黏合或缝合后创面对合严密的伤口，如一般手术的伤口或外伤、慢性疾病造成的各种开放性伤口。一期愈合是外科术后伤口的主要愈合方式。此类伤口局部的炎症反应轻微，只需要很少的肉芽组织和新生上皮来填补缺损，最终可愈合而不留痕迹或仅留下线状瘢痕。

（二）二期愈合

二期愈合是指开放性伤口边缘或底部形成肉芽组织来填充组织缺损，最后上皮组织移行覆盖伤口的愈合方式，见于组织缺损较大、伤口边缘不规则、无法整齐对合，或伤口内坏死组织多、出血重、伴有感染的伤口，如创伤伤口、感染伤口、压力性损伤伤口等。此类伤口的炎症反应明显，必须在控制感染、清除坏死组织后才能愈合，由于伤口缺损多、炎症反应重，往往需要大量肉芽组织填补缺损，并在成熟期被结缔组织取代，因此瘢痕较为显著。

（三）三期愈合

三期愈合又称延迟一期愈合，见于伤口严重污染，无法一期闭合，但经过 4~5 天开放观察后显示伤口干净和血液供应良好的伤口。在观察期间，炎症反应使细菌负荷降低，为伤口的安全闭合创造了条件；此后再通过手术缝合、植皮等方式关闭伤口，最终达到一期愈合。对于感染伤口、细菌负荷较重的伤口，或是受伤后耽误时间较长、存在大量失活组织的伤口，不进行一期闭合而是让伤口保持开放，有利于伤口的炎症控制和引流，为后期手术创造条件。

三、影响伤口愈合的因素

伤口愈合需要有良好的局部和全身环境的支持，以使得组织再生能力达到最理想状态，能够支持良好的组织修复，因此，影响伤口愈合的因素可分为局部因素和全身因素。

（一）局部因素

1. 伤口因素

1）致伤原因　不同原因造成的伤口，愈合时间也各不相同，如无菌手术切口，其愈合方式一般为一期愈合，愈合时间为 7～10 天；但 3 期以上压力性损伤、深 II 度及以上烧伤等，往往存在严重的组织坏死乃至感染，需要更长时间才能愈合。

2）伤口大小及严重程度　伤口的面积、深度及累及周围组织的严重程度会影响伤口愈合时间，伤口越大、深度越深、累及的邻近组织越多，伤口越不容易愈合。

3）合并感染　伤口感染是影响伤口愈合最常见的原因。当细菌在伤口未增殖或虽然增殖，但未引起机体炎症反应时，对伤口愈合不存在影响；当细菌的数量和毒力达到一定程度，超过宿主本身抵抗力，则出现伤口感染，引发局部和全身反应。细菌的内外毒素、分泌的蛋白酶和宿主的抵抗反应可引起局部和全身炎性损伤，导致组织水肿、出血、脓性分泌物增加，蛋白质大量丧失和电解质紊乱，化脓伤口的肉芽组织中蛋白质大量水解，细菌大量侵入周围组织，使肉芽组织生长缓慢或过度增生，导致上皮形成受到阻碍。

4）伤口清洁程度　清洁伤口的愈合过程通常可以顺利进行，坏死或无活力的组织及异物（如缝线等）会阻碍伤口愈合，且会成为感染的来源。异物本身带有大量细菌和具有一定的组织毒性，同时刺激周围组织产生排异反应，这种留有异物的伤口很难愈合，故需要及时清除异物并配合抗感染治疗。

5）脂肪液化性坏死　伤口处皮下脂肪可能因为外界损伤导致变性、缺血而发生无菌性坏死，例如腹部手术切口可出现持续性脂肪坏死，形成无菌性渗液，影响切口愈合。

2. 局部血液供应

良好的局部血液循环既能保障伤口愈合所需的营养和氧气供应，也有利于坏死组织的吸收、运输，从而控制局部感染。反之，则影响组织细胞再生修复，导致愈合延迟甚至组织坏死，如动脉性溃疡可表现为缺血部位的黑痂。

3. 伤口微环境

伤口微环境，包括局部受力（压力、剪切力、摩擦力）、温湿度、清洁程度等，均可能影响伤口的愈合。例如局部持续摩擦可能导致伤口肉芽组织增厚老化；伤口床过干或过湿均可能影响伤口愈合；伤口温度恒定或接近37℃时，细胞有丝分裂速度增快，且酶活性处于最佳状态。

（二）全身因素

1. 高龄

随年龄增长，组织成纤维细胞周期明显延长，表皮菲薄，更新减慢，受伤时伤口愈合周期更长；同时，免疫功能低下及营养不良在老年人群中普遍存在，也会使伤口愈合不良。

2. 营养状况

在伤口愈合过程中，能量消耗较正常状态下增多，营养不足可影响细胞生长，使机体免疫力降低，增加感染机会，降低伤口愈合能力。蛋白质—能量缺乏，可导致组织细胞再生不良或缓慢，肉芽组织形成不佳，成纤维细胞无法成熟为纤维细胞，胶原纤维合成减少；贫血可导致局部氧供无法满足组织代谢，细胞再生缓慢；维生素 C 缺乏可导致胶原纤维合成障碍，使瘢痕组织形成减少、抗拉强度减弱；维生素 B_1 和维生素 B_2 的缺乏影响新陈代谢过程的进行，可影响创伤修复；维生素 A 是糖蛋白和蛋白多糖合成必需的物质，可增强伤口早期的炎症反应，促进伤口清洁，增加细胞膜变形性，刺激成纤维细胞增生并增强伤口的张力和拉力。

许多微量元素也可影响伤口愈合。如果在伤口愈合过程中缺乏锌元素，可能使伤口延迟愈合，愈合后局部扩张强度降低；铁是血红蛋白的重要组分，缺铁性贫血可影响组织再生速度；铜以金属酶的形式存在于体内，在胶原蛋白和弹力蛋白交联中起到重要作用。

3. 并发症

肥胖、糖尿病、慢性肝脏疾病、肾脏疾病及皮肤结核等可影响伤口愈合。糖尿病患者无论是处于高血糖状态还是低血糖状态，均会影响伤口愈合。肿瘤、肺结核等慢性消耗性疾病患者，往往全身营养差，机体抵抗力弱，伤口愈合不良。

4. 药物使用

免疫抑制剂、细胞抑制剂、抗炎药物和抗凝剂等都对伤口愈合存在负面效应，影响凝血、炎症过程，抑制细胞增生，影响组织的修复，因而肉芽组织和上皮组织的形成均受抑制，伤口的抗撕拉能力下降。

5. 不良生活习惯

吸烟摄入的尼古丁使小动脉收缩、血流速度变缓，增加血小板黏附，形成血栓，堵塞微循环；抑制红细胞、纤维细胞、巨噬细胞的生成。香烟中的一氧化碳可竞争性地与血红蛋白结合，使血液携氧能力下降，影响伤口组织氧供。香烟中的氰化物可抑制新陈代谢所需的氧化酶系统和阻碍细胞间氧气的传送。这些因素都可能使吸烟者伤口愈合缓慢，且增加感染率。

6. 免疫系统功能低下

疾病或药物导致的免疫系统功能低下可影响伤口愈合，如接受放射治疗（简称放疗）、化学治疗（简称化疗），患有血液肿瘤，感染人类免疫缺陷病毒（HIV）或使用类固醇者，细胞有丝分裂受阻，胶原蛋白合成受阻，伤口炎症期反应迟钝，巨噬细胞功能受损，白细胞数量减少，因而患者极易受到感染，伤口感染期不易度过。

7. 其他

凝血机制障碍、神经系统疾病、心理状态等因素均可影响伤口愈合。凝血机制障碍者因凝血时间过长，容易持续出血及伴随感染；神经系统疾病患者存在局部血液循环或感觉障碍，可导致皮肤更易受损；长期处于压抑、紧张、焦虑等情绪下者，通过神经内分泌系统致使机体免疫功能受损，间接影响伤口愈合，相反，积极的情绪有利于伤口愈合。

四、伤口湿性愈合理论

近40年，伤口愈合理念发生了转变，在伤口护理领域引起了一系列变革。传统观念认为，伤口应该在清洁干燥的环境中愈合，伤口应当暴露，必要时通过烤灯烘烤等途径使伤口局部干燥，这些均有助于伤口的修复。但这种处理方式使得伤口床中的细胞脱水，导致结痂。痂壳在一定程度上可以成为隔绝外来污染的屏障，但同时也会阻碍伤口上皮化形成，也可能形成痂下积脓，反过来导致脓液无法顺利排出，加重伤口感染。

20世纪50年代以后，有关研究发现伤口环境对伤口愈合起到了重要的作用。1958年，Odland首先发现水疱完整的伤口比水疱破溃的伤口愈合速度明显加快。1962年，Winter博士发现，用聚乙烯膜覆盖猪的伤口，其愈合速度比暴露在空气中的干燥伤口愈合速度加快1倍，他首次证实了在湿润、相对密闭的伤口环境下，上皮细胞能够更好地增生和移行，从而加速伤口愈合。1963年，Hinman和Maibach报道了同样的发现，这些发现标志着伤口湿性愈合理论的诞生。1972年，Rovee教授通过实验再次证实了清洁无结痂的湿润伤口上皮细胞增生和移行的速度比结痂伤口快得多，因为上皮细胞无法在干燥的痂壳上移行，需要花费更多的时间在痂壳下的湿润伤口床上移行，从此以后，湿性愈合的观点开始被临床广泛接受。

第二节 伤口的评估及管理

伤口护理过程包括评估、诊断、计划、实施和评价，首先结合问诊、伤口评估和辅助检查，获得对伤口的全面特征描述和初步诊断，然后在此基础上制订伤口管理目标和治疗计划，按计划对伤口进行病因干预、系统性支持和伤口的局部管理，并定期跟踪和评价治疗效果，以决定调整或终止伤口治疗的方案。本节将重点对伤口的评估及管理进行介绍。

一、伤口的评估

评估的目的在于充分收集有助于患者诊断和后续干预的全面信息，促进多学科团队对患者整体情况的了解，确保后续可进行合理的治疗以促进伤口愈合。评估内容包括主诉、病史、心理社会评估、系统回顾，以及伤口局部评估。

（一）主诉

主诉是患者来就诊的主要动机和诉求，应关注患者就诊的原因、伤口持续的时间、对患者影响最大的症状，以及其预期的治疗目标。

（二）病史

病史一般包括现病史、既往史和个人史。

现病史：着重围绕伤口的发生发展情况进行询问，主要需要关注伤口的部位、特征、严重程度、持续时间，伤口发生的时间、地点、前因后果，伤口发生后已给予的治疗情况和目前的用药情况，以及伤口发生后伴随的其他症状（如疼痛、睡眠障碍等）。

既往史：着重评估患者在伤口发生前的一般健康状况、日常生活活动能力、睡眠习惯和心理状况；既往的创伤和手术史；曾经发生过的急慢性疾病和免疫系统疾病及用药史。

个人史：一般需了解吸烟史、饮酒史、药物史、输血史、过敏史。

（三）心理社会评估

评估患者的工作方式和生活环境、教育水平、家庭状况、价值取向等，以充分了解伤口的影响因素、疾病负担以及患者的治疗偏好。例如，患者习惯以站姿或坐姿工作，会影响下肢静脉性溃疡的愈合；患者生活的地点决定了就诊的难易程度；患者家庭经济状况影响治疗计划的制订等。

（四）系统回顾

对患者进行各个系统疾病的详细询问，了解可能影响伤口愈合的潜在

15

因素的相关信息，包括呼吸系统、心血管系统、消化系统、泌尿生殖系统、外周血管系统、神经系统、肌肉骨骼系统、血液系统、内分泌系统。

（五）伤口局部评估

伤口局部评估包括对伤口的位置、形状、大小、深度，伤口床情况，渗液及气味，感染征象，窦道、瘘管、伤口潜行，伤口边缘和周围皮肤情况的评估。通常建议评估后辅以文字描述和图片记录，可通过规范的伤口评估记录表格来进行。

1. 伤口的位置和形状

可以提供部分病因的线索。如果伤口发生在骨隆突处或医疗器械下方，可能是压力性损伤；如果伤口位于足踝周围或者胫前，且伤口较浅表，周围皮肤水肿和色素沉着明显，则可能是静脉性溃疡；如果伤口位于会阴部，浅表且形状不规则，则可能是失禁性皮炎。

2. 伤口大小及深度

可测量伤口面积、深度及体积，定期评估其变化可提示伤口愈合是否顺利。最常见的测量方式是使用伤口的最长径×最宽径来表示伤口的面积，同时可使用无菌棉签或标尺探入伤口最深处，来测量伤口的深度。其次，是在伤口表面覆盖带有正方形网格的薄膜，先在薄膜上描绘出伤口的轮廓，再通过计算网格数得出一个近似面积。此外，也可以通过伤口摄影结合软件等方式进行计算机的自动化测量。伤口体积可通过面积和深度的乘积近似计算，但应用这种方法可能会高估伤口的体积；也可通过液体灌注或者三维模具的方式进行测量。

3. 伤口床情况

评估伤口中有无坏死组织，其类型（腐肉、黑痂）及所占百分比；伤口床组织的颜色通常采用 RYB 分类法来表示，R 代表红色肉芽组织，Y 代表黄色腐肉；B 代表黑色坏死组织，如痂壳。这三种类型的组织可能存在于同一个伤口床中，评估不同组织所占比例（通常使用百分法表示）及其变化可了解伤口的情况，有助于判断伤口是否恶化和采取合适的治疗措施。

4. 渗液及气味

伤口渗液中可能含有血清液、细胞碎片、细菌和白细胞，需要评估渗液的量、颜色、黏稠度及气味。渗液的量可以用无、少量、中量到大量来描述，渗液按性质不同可分为血清液（澄清或淡黄色）、血浆液（浆液性或血性）、血液或其他引流液，也可能是不同性质液体的混合；渗液可以是黏稠的、乳状的或脓性的。当伤口存在感染时，渗液的颜色、性状和气味可能出现改变，例如铜绿假单胞菌、金黄色葡萄球菌等感染的伤口均具有特殊的颜色及气味，且渗液往往偏黏稠；溶血性链球菌感染的伤口渗液则往往为淡红色稀薄液体。

5. 感染征象

伤口可能存在局部红、肿、热、痛等炎症征象，脓性分泌物增加或引流液增加、皮下硬结、肉芽组织脆性增加、伤口疼痛增加、局部皮下捻发音或皮下波动感等，存在上述情况可能提示伤口感染，需要通过伤口培养或活检进行进一步确诊。在部分慢性伤口或免疫低下患者的伤口中，感染可能持续存在但症状不明显，仅仅表现为伤口持续不愈合。

6. 窦道、瘘管及伤口潜行

窦道是指从伤口中任何一个部分向外延伸的通道，这一通道可能会穿过皮下组织及肌肉，但其末端为盲管，不与其他腔隙连接；瘘管是两个空腔器官或皮肤伤口与空腔器官之间的通道，可能会伴随大量的引流液；伤口潜行是伤口周边完整皮肤下方发生的组织结构破坏，此时的伤口边缘与伤口基底分离，内部呈袋状结构。窦道和瘘管可通过造影等辅助检查确认其范围及通往部位；伤口潜行可以通过棉签或镊子等查探其部位与大小，并使用时钟法进行记录，以指向患者头部的方向为 12 点钟方向，例如"12 点钟到 6 点钟方向有 3 cm 深的伤口潜行"，并可在体表的皮肤上描记其范围。

7. 伤口边缘和周围皮肤情况

周围皮肤存在发红、发热、皮下硬结等可能提示炎症或感染，存在皮肤剥脱、丘疹或脓疱可能提示对伤口敷料或胶带过敏；周围皮肤的浸渍可能提示敷料类型与渗液量不适配；伤口边缘上皮卷边可能提示伤口过度干燥或存在坏死组织。

（六）相关检查

结合患者病史及辅助检查，可最终确定诊断。例如，体温情况可反映伤口感染的严重程度；神经感觉检查可提示神经疾病对伤口的影响；踝肱指数（ABI）测定可判断患者伤口有无血供障碍；伤口拭子培养可判定伤口有无感染及感染的菌种；炎症因子及血常规检查可协助确认感染程度；伤口活检可证实局部的恶性变等。

二、伤口的管理

近代伤口管理理念有两个重大的飞跃：其一是湿性愈合理论的提出，其二是伤口床准备和 TIME 原则的提出。在湿性愈合理论提出之前，传统伤口敷料只用于进行简单的伤口止血和覆盖包扎，例如棉花、纱布等，这一类敷料又被称为被动敷料，对促进伤口愈合几乎没有作用，也没有针对伤口特征的管理方式。在湿性愈合理论提出之后，对伤口微环境认识的逐渐增加，新的敷料和治疗技术不断涌现，提供一种标准化、系统化的伤口管理方法和原则成为一个迫切的需求。伤口床准备理论正是在此基础上应运而生的，反映了对伤口微环境及患者整体状况的综合评估和系统管理。

在外科，伤口床准备最早是伤口接受其他先进伤口愈合疗法（如生长因子、皮肤移植等）前的一种手段。当时的观点认为，如果需要进一步对伤口进行皮肤移植、生物制剂治疗等，伤口必须满足血供良好、无感染、没有纤维蛋白或过多渗出等条件，在此阶段，伤口床准备是一种处理慢性伤口的方法，通过伤口清创、手术、换药等方式将慢性伤口转变为急性伤口。

2000 年，Sibbald 等首先将伤口床准备定义为三个重要的组成部分：清创、保持伤口湿润和改善细菌负荷，其对伤口床准备的描述仍然侧重于局部伤口管理。随后，在 2003 年，加拿大慢性伤口咨询委员会提出了新的伤口床准备定义：伤口床准备是通过诊断病因，关注以患者为中心的问题，以及纠正可能导致愈合延迟的全身和局部因素，最终促进伤口愈合。这一定义提出，应当先对患者进行整体评估，充分识别病因及影响愈合的相关因素，再进行进一步的全身和局部管理，而局部管理在此被总结为TIME 原则：

T（tissue），代表对组织的评估，并通过清创改善局部组织的状态；

I（inflammation/infection），代表对伤口感染/炎症的评估与管理；

M（moisture），代表对伤口渗液的评估与管理；

E（edge/epithelialization），代表对伤口边缘和上皮化的评估和管理。

遵循 TIME 原则进行评估和干预，可较好地改善伤口床的局部状态，如果干预无效，可能需要审视干预措施是否合理，以及患者有无其他影响伤口愈合但未得到干预的潜在因素。后来 TIME 原则进一步发展为TIME－CDST 决策工具，它通过给出结构化的患者管理框架、与症状对应的治疗和敷料建议来协助临床医护人员进行伤口处理的决策。

围绕 TIME 原则，常见的伤口干预措施主要包括以下几种：伤口清洗、伤口清创、伤口消毒、伤口周围皮肤保护、伤口局部用药和伤口敷料的应用。

（一）伤口清洗

伤口清洗主要是为了去除局部的组织碎片、腐肉、渗液，减少伤口的细菌负荷及毒素吸收，为伤口愈合提供一个清洁的环境。

传统的伤口清洗方法是用湿润的棉球或纱布擦洗，此方法容易残留纤维在伤口内，成为排异反应和感染的来源，因此现在多推荐使用伤口冲洗的方式，用无菌生理盐水、消毒溶液或林格液等，使用 20 mL 或 50 mL 注射器抽取后连接针头或冲洗管道，从伤口中心环形向外冲洗，通过一定压力的水流带走伤口表面的污染物，减少细菌数量。

（二）伤口清创

伤口清创是将坏死或失去活性的组织清除出创面，使伤口床肉芽组织保持新鲜，为伤口愈合营造一个良好的环境。坏死或失活组织可成为细菌良好的培养基，应通过清创及时移除。清创包括外科清创、机械清创、自溶清创、酶学清创及生物清创。

1. 外科清创

外科清创又称手术清创，即使用手术刀、剪、有齿镊等手术器械将坏死组织或失活组织从伤口切除/剪除的方法。此方法的优点是清创彻底、快捷，缺点是对组织的损伤较重，可能伤害正常肉芽组织，伴随出血、疼痛、伤口扩大等问题，选择时应当考虑患者的耐受情况和必要性。

2. 机械清创

使用镊子、纱布等，靠机械性外力清除伤口床的坏死组织，适用于坏死组织已经软化或较为疏松、自溶容易去除的伤口，该操作通常损伤较小，但操作时同样需注意轻柔，避免对患者造成额外的损伤。

3. 自溶清创

自溶清创指在使伤口床保持湿润的前提下，机体通过渗出液中的多种酶类，促进纤维蛋白和坏死组织溶解，其本质是为伤口创造一个自然的、适宜机体自身修复的环境。如果伤口环境干燥，存在致密或坚硬的痂壳，可通过外界补充水分，如采用水凝胶等敷料外涂的方式来给伤口提供水分，以促进自溶清创。

4. 酶学清创

在伤口床中使用蛋白水解酶如木瓜蛋白酶、尿激酶、纤溶酶、枯草杆菌蛋白酶等，以加速坏死组织溶解、清除，克服自溶清创耗时长的缺点。

5. 生物清创

将无菌蛆虫放入伤口以促进伤口清创。蛆虫可吞食伤口中的组织碎片、细菌等，并分泌抗菌酶和其他抗感染物质，能够在清除伤口坏死组织的同时产生有利于伤口愈合的酸性环境。

（三）伤口消毒

伤口消毒可使用多种制剂进行。传统消毒剂包括氯己定、75%乙醇、碘酊、过氧化氢等，但由于其细胞毒性，目前除特殊感染伤口外，大多不主张使用上述消毒剂进行伤口消毒。过氧化氢因其发泡作用可较好地去除坏死组织、脓液和污秽物，目前常用于厌氧菌感染伤口的清洗，但清洗后仍需使用无菌生理盐水冲洗，以防止过氧化氢残留对肉芽组织的影响。碘伏常用于皮肤及黏膜伤口的消毒，但不适用于碘过敏的患者。磺胺嘧啶银软膏常用于烧伤后大面积创面。硝酸银溶液可用于感染或肉芽组织水肿的伤口。

（四）伤口周围皮肤保护

许多伤口会同时伴随有皮肤问题，例如下肢静脉性溃疡伴随静脉瘀滞性皮炎、皮肤萎缩、色素沉着等；骶尾部压力性损伤常伴随浸渍和感染；糖尿病足溃疡可能发生周围皮肤浸渍；脆弱皮肤在护理不当时可能引起创伤等。伤口渗液的管理不当或持续大量引流、出汗等可能导致周围皮肤浸渍，需要通过合理的渗液管理和一些保护性敷料来实现对皮肤的保护，例如使用吸收性强的敷料、合理的固定和包扎方式、局部喷涂皮肤保护膜、使用防水性敷料等实现对皮肤的保护，而脆弱皮肤则可通过润肤、减少直接接触黏胶的机会、抗过敏、轻柔操作等使对皮肤的损伤最小化。

（五）伤口局部用药

常用生长因子［如碱性成纤维细胞生长因子、表皮生长因子、转化生长因子（transforming growth factor，TGF）、血小板衍生生长因子、胰岛素样生长因子等］作为外用制剂，以调节伤口中的细胞生长与分化，促进伤口胶原合成与伤口愈合，也可使用胰岛素溶液、维生素 C、康复新液等药物促进肉芽组织生长。

（六）伤口敷料的应用

详见本章第三节"伤口敷料的应用和发展"。

第三节　伤口敷料的应用和发展

传统的伤口管理理念认为，伤口应该在开放、干燥、清洁的环境下愈合。传统的伤口治疗中常使用纱布、棉垫等干性愈合敷料，但上述材料往往存在多种问题，一是不能隔绝细菌通过，可能导致伤口感染；二是无法保持水分，导致伤口无法维持湿润环境；三是敷料变干后黏附于伤口，移除敷料时可能导致伤口组织损伤和疼痛，使伤口愈合延迟。

自 20 世纪 60 年代起，Winter 博士等发现伤口在湿润、密闭、微酸环境下能够更好地愈合，湿性愈合理论成为后续新型伤口敷料研发的重要理论基础，不同材料制成的湿性疗法产品为伤口提供理想的局部微环境，这些产品通常既能吸收伤口渗液，使伤口充分引流，又能将渗液全部或部分保留于伤口局部，避免伤口浸渍或过干，维持伤口适宜的湿润状态。

通常认为，理想的伤口敷料应该具有下述特征：

（1）能够带走过多的伤口渗液，同时避免伤口过干，维持湿润环境。

（2）允许气体交换，使氧气、水蒸气、二氧化碳可以透过敷料。

（3）能够保温隔热，使伤口核心温度稳定在 37℃ 左右。

（4）能够隔离微生物，避免伤口沾染外界微生物。

（5）不受微粒或毒性物质污染。

（6）不会粘连伤口，移除敷料时不会导致肉芽组织损伤和疼痛。

本节将会对目前常见的先进伤口敷料的主要作用、适用范围、禁忌证及使用注意事项进行介绍。选用敷料时，应充分考虑多方面因素，包括敷料特性、伤口特征、医疗机构规定、厂家说明以及患者的经济社会需求。

一、薄膜敷料

薄膜敷料通常由涂有丙烯酸黏合剂的聚氨酯薄膜制成，在 20 世纪 70 年代即已用于伤口。薄膜敷料可黏附于伤口周围皮肤，保持伤口床湿润，可作为外层敷料，辅助水凝胶、藻酸盐等敷料在伤口中固定。除基础的薄膜敷料外，也有薄膜与泡沫敷料、碘伏、葡萄糖酸氯己定等联合的新型伤口敷料，可同时发挥其中各种组分的功能。

（一）主要作用

（1）提供湿润的伤口环境。

（2）支持机体自溶清创。

（3）保护局部免受化学物质、摩擦力、剪切力、微生物的侵袭。

（4）可透过氧气、二氧化碳和水蒸气。

（5）作为外层敷料使用。

（二）适用范围

（1）用于较小和浅表的损伤，如擦伤、烫伤等。

（2）用作伤口缝线或静脉导管的保护层。

（3）用于压力性损伤高危部位皮肤（如足跟部），预防摩擦力、剪切力等。

（4）为需要机体自溶清创的伤口提供湿润愈合环境。

（5）作为藻酸盐或水胶体类敷料的外层固定敷料。

（三）禁忌证

（1）感染伤口。

（2）有较深腔洞的伤口。

（3）全层皮肤烧伤。

（4）大量渗液伤口。

（5）伤口周围皮肤脆弱，如撕裂伤。

（四）使用注意事项

（1）选择大小合适的薄膜敷料覆盖伤口，超过伤口边缘 4～5 cm。

（2）粘贴时通常采用无张力粘贴方式，避免皮肤受到张力性损害。

（3）移除薄膜时应注意对皮肤的保护，采用 0°或 180°方式，顺毛发方向缓慢揭除。

二、泡沫敷料

泡沫敷料的主要成分为聚氨酯材料，通常结构为片状，外层做防水处理，可单层或与其他材料共同组成多层敷料，也可在单层聚氨酯中添加活性炭、银等成分。泡沫敷料可吸收渗液，保护伤口周围皮肤免受浸渍，维持伤口湿润，并具有一定的保温功能，可保持伤口核心温度相对稳定，在临床中可作为内层或外层敷料使用。

（一）主要作用

（1）维持伤口湿润环境。

（2）具有较好的吸收性。

（3）顺应性好，可贴合于身体任意区域。

（4）为伤口提供屏障与保护，可缓冲外力。

（5）移除时无残留。

（6）不粘连伤口。

（7）隔热保温。

（8）可透过水蒸气。

（二）适应证

（1）各种渗出性伤口。

（2）用于植皮、供皮和Ⅰ～Ⅱ度烧伤伤口。

（3）用作外层敷料。

（4）用于气管切开导管或其他引流性管道周围以保护皮肤。

（5）用于压力性损伤高危部位皮肤，减轻压力、摩擦力与剪切力。

（6）用作静脉性溃疡伤口敷料时，可在压力绷带下使用。

（三）禁忌证

无严格禁忌证，但泡沫敷料保湿和促进自溶的功能是以吸收并保持局部渗液为前提，不宜单独用于干燥和焦痂性质伤口。

（四）使用注意事项

（1）选择大小合适的泡沫敷料覆盖伤口，超过伤口边缘 3~4 cm。

（2）自黏性泡沫敷料可直接固定于伤口表面，无黏边泡沫敷料需要外层使用胶带、绷带、薄膜等敷料辅助固定。

（3）泡沫敷料用于渗出性伤口可留置 1~4 天，最长 7 天，但在敷料被渗液浸透后应及时更换。

（4）用于特殊部位如足跟、手肘、指（趾）等，可将泡沫敷料剪裁为合适形状后使用。

（5）用于骶尾部或髋部压力性损伤时，为保障泡沫敷料最大限度贴合皮肤，建议使用菱形粘贴法。

三、水凝胶敷料

水凝胶敷料是由多种复杂的有机聚合物（羧甲基纤维素钠、果胶、丙二醇、海藻酸钙等）制成的三维交联结构，含水量为 60%~90%，主要特点是在水中会充分膨胀，但不会溶解。通常，水凝胶敷料有无定形和片状两种，可吸收极少量的渗液，并维持湿润；或持续向干燥伤口或焦痂提供水分，有助于肉芽组织形成和再上皮化。水凝胶敷料也可作为药物载体，如作为甲硝唑、蛋白水解酶等药物的载体，维持和缓释药物作用。

（一）主要作用

（1）为伤口提供水分。

（2）促进自溶清创。

（3）局部降温，减轻疼痛。

（4）不粘连伤口。

（5）顺应性好，可用于身体不同部位。

（二）适应证

（1）用于干燥伴腐肉、焦痂的伤口，以水化伤口，促进自溶清创。

（2）用于非全层烧伤、腿部溃疡、压力性损伤等，保持伤口湿润。

（3）保护伤口中暴露的筋膜、肌腱等，避免坏死。

（4）用于水痘、带状疱疹等皮损，减轻疼痛。

（5）用于发生静脉炎的部位。

（三）禁忌证

（1）大量渗液伤口。

（2）感染伤口（片状水凝胶敷料禁用，因其可使伤口保持密闭，除非同时结合抗生素应用）。

（3）对水凝胶成分过敏的患者。

（四）使用注意事项

（1）无定形水凝胶敷料在伤口应用时，涂抹厚度至少 5 mm。

（2）无定形水凝胶敷料应用时外层应给予固定，以防移位，导致周围皮肤浸渍。

（3）外层固定敷料可使用薄膜、水胶体、非黏性敷料等。

（4）移除无定形水凝胶敷料时，应使用清水或无菌生理盐水等充分冲洗伤口，以避免残留。

（5）片状水凝胶敷料应用于伤口，应超出伤口边缘 3～4 cm。

四、水胶体敷料

水胶体敷料由可形成凝胶的聚合物（羧甲基纤维素钠、果胶、明胶等）构成，外层通常使用聚氨酯薄膜、泡沫并结合黏合剂制成。产品可分为粉状、膏状、糊状和片状剂型。当片状水胶体敷料应用于渗出性伤口时，覆盖于伤口的部分与渗出液结合形成凝胶；覆盖周围皮肤的部分直接黏附于皮肤上，无须外层敷料。水胶体敷料可用于吸收少量至中等量的伤口渗液，为伤口提供湿润愈合环境，促进自溶清创，并保护伤口免受外界有害因素侵袭。

（一）主要作用

（1）吸收伤口渗液。

（2）维持伤口湿润环境。

（3）为伤口自溶清创提供条件。

（4）顺应性好，可贴合身体不同部位。

（5）保持伤口密闭，隔绝外界细菌进入。

（二）适应证

（1）浅表下肢溃疡。

（2）Ⅰ～Ⅱ度烧伤伤口。

（3）供皮区（止血后）。

（4）用于压力性损伤高危部位皮肤，减轻摩擦力与剪切力。

（5）用于气管插管、静脉导管或外科切口，以保护伤口及周围皮肤。

（6）用于发生静脉炎的部位。

（三）禁忌证

（1）肉芽组织过度生长。

（2）伤口周围皮肤脆弱。

（3）有大量渗出液的伤口。

（4）感染伤口。

（5）有较深腔洞的伤口或窦道（片状水胶体敷料不宜使用）。

（四）使用注意事项

（1）片状水胶体敷料应用于伤口，应超出伤口边缘3～4 cm。

（2）片状水胶体敷料封闭伤口，易滋生细菌和导致肉芽组织过度生长，但通常不会直接导致感染。

（3）水胶体敷料应用后伤口局部可有轻微臭味，但不影响愈合。

（4）使用时应关注凝胶形成范围是否超过伤口边缘，若明显超出边缘可造成周围皮肤浸渍。

（5）在使用粉剂、膏剂、糊剂水胶体敷料后，应注意充分冲洗以去除敷料残留物。

（6）片状水胶体敷料黏性较强，去除敷料时应同样注意采用0°或180°方法，顺毛发方向缓慢揭除。

五、藻酸盐敷料

藻酸盐是海藻酸的钙盐或钠盐，由海藻中提取的甘露糖醛酸和古罗糖醛酸组成，具体比例根据海藻种类和生产方法而异。甘露糖醛酸在吸水后形成无定形凝胶并存在部分溶解，古罗糖醛酸在吸水后可在保持基本结构的状态下膨胀。通常，藻酸盐敷料具有片状或带状两种类型，吸水后均形成凝胶状结构，同时不粘连伤口，可方便地从伤口上移除。成分以藻酸钙为主的敷料在吸收水分后可释放钙离子（Ca^{2+}），因而具有一定的止血能力。藻酸盐敷料能吸收超过本身重量20倍的水分，是临床常见的吸收性敷料。藻酸盐敷料也可结合银、活性炭或水胶体等作为复合性敷料应用。

（一）主要作用

（1）提供湿性愈合环境。

（2）具备良好的吸水性。

（3）顺应性好，可贴合身体形状和填塞伤口。

（4）内部凝胶状结构可锁定微生物，预防微生物沾染。

（5）轻微少量出血的止血。

（二）适应证

（1）有中量到大量渗出液的伤口，如下肢溃疡、压力性损伤、供皮区伤口等。

（2）填充腔洞性伤口并吸收渗液。

（三）禁忌证

（1）干燥伤口，或渗液量不足以使藻酸盐充分形成凝胶状结构的伤口。

（2）暴露肌腱、关节囊或骨骼的伤口。

（四）使用注意事项

（1）藻酸盐敷料用于填充伤口时，应松散填充于伤口内，不能过紧。

（2）敷料不宜超过伤口边缘，以防浸渍。

（3）外层可用薄膜敷料或泡沫敷料等固定。

（4）敷料更换频率取决于渗液量，当藻酸盐完全变为凝胶状，不能再吸收渗液时则应更换，更换时应充分冲洗伤口以去除敷料残留物。

六、含银敷料

银具有显著的广谱抗菌活性，因而可与多种材料组合作为敷料，目前常见的有水凝胶银、藻酸盐银、亲水纤维银、泡沫银、网格银、硝酸银、磺胺嘧啶银等多种形式，根据伤口具体特性选用。含银敷料可通过向伤口床表面释放银离子，或将渗液中的细菌吸收到敷料中来起到杀菌作用，银离子可与细菌组织蛋白结合，导致细菌细胞膜结构破坏而死亡；也可与细菌 DNA 和 RNA 结合并使之变性，从而抑制细菌细胞复制。此外，银离子可以增加生物膜对抗菌剂的敏感性，也可以减少其对伤口床的黏附。银离子对人体组织具有较弱的细胞毒性，且耐药性罕见，但近年来已逐渐出现耐银菌株，需要在选用抗菌敷料时注意。

（一）主要作用

（1）有效治疗细菌与真菌感染。

（2）通常具有较好的顺应性。

（3）需要外层敷料进行固定。

（二）适应证

（1）严重定植或感染伤口。

（2）感染高危伤口的预防性治疗，如糖尿病足患者的伤口。

（3）伤口存在渗液。

（4）孕妇、哺乳期妇女或儿童应在充分评估风险后使用。

（三）禁忌证

（1）干燥伤口，或渗液黏稠的伤口，因其湿润程度不够，无法使银离子发挥作用。

（2）肝肾衰竭患者。

（四）使用注意事项

（1）应避免与碘剂共同使用，因碘剂可置换银离子使之失活。

（2）避免与浓氯化钠溶液合用，以免银离子形成氯化银沉淀。

（3）避免与酶类制剂合用，因银离子可导致酶类失活，影响使用效果。

（4）儿科人群使用含银敷料不宜超过 2 周。

（5）使用含银敷料，每 2 周需评估使用效果，最长使用不超过 4 周。

七、其他新型敷料

（一）亲水纤维敷料

主要成分为羧甲基纤维素钠，外观类似片状藻酸盐敷料，但敷料中不含 Ca^{2+}，故不具备止血作用。适用于有大量渗出液的伤口，但锁水能力更强，使敷料中渗液固定于基质结构中而不扩散，能够更好地预防伤口周围浸渍。可将敷料剪裁成合适形状后用于填充伤口。

（二）蜂蜜敷料

蜂蜜具有广泛的抗菌活性，对耐甲氧西林金黄色葡萄球菌（MRSA）和耐万古霉素肠球菌（VRE）也能起到抑制效果。蜂蜜敷料可在伤口中释放低水平的过氧化氢，直接抑制细菌生长，同时其高糖分、低含水量的特性可使其产生渗透作用，使微生物脱水死亡。此外，蜂蜜敷料通常 pH 值为 3.2～4.5，可促进肉芽组织生长，抑制细菌繁殖和代谢物毒性。商用蜂蜜敷料通常使用辐照灭菌，以保持其生物活性。

（三）软聚硅酮敷料

聚硅酮作为一种柔软、疏水材料，不具备吸收性，但具备一定通透性，可防止敷料黏附于伤口表面。一种产品——单独的软聚硅酮片可在伤口愈合后贴敷于瘢痕上，以帮助软化瘢痕和抑制瘢痕增生。另一种产品则由聚氨酯泡沫和软聚硅酮接触层构成，在吸收伤口渗液的同时能够不粘连肉芽组织，减轻伤口疼痛，适用于浅表伤口。

第四节　伤口治疗新技术

使用标准的伤口管理策略仍然无法在预期的时间范围内顺利愈合的部分慢性伤口，可采用部分辅助伤口治疗的生物物理技术来促进伤口愈合，例如超声疗法、电刺激疗法、光疗法、高压氧疗、负压封闭引流疗法等。

一、超声疗法

超声波通过机械振动的方式传递能量，具体在伤口中的应用可以分为两种，一种是高频超声（1～10 MHz），可用于治疗软组织损伤，通过局部热效应加快伤口愈合；另一种是低频超声，可作为伤口清创的一种方式，通过空化效应和碎裂效应有效地清除坏死组织、消除伤口中的细菌菌株、促进细胞增殖、激活伤口修复的信号传导通路及加快伤口愈合。

空化效应：通过超声波发生器将 25 kHz 频率的震荡信号转换成高频机械振动，使清创液分子振动出无数微小气泡，即"空化泡"。当声压达到一定值时微小气泡发生生长和破裂，破裂时产生强烈冲击将物体表面的污垢和异物撞击下来，对暴露组织进行有效破坏和清创。

碎裂效应：将具有一定振动加速度的超声波由声辐射头传递至生物组织时，会引起生物组织的弹性振动。当振动加速度达到坏死组织的切割阈值时，辐射头发出的大量的微声流会使坏死组织激剧振动从而发生破碎，脱离周围的组织。

超声清创具备高选择性、低压、创伤小的特点，能够有选择性地、精细地分离损伤组织和健康组织。有研究显示，对存在细菌生物膜的伤口，超声清创能够有效地进行细菌生物膜的破坏，达到较好的清创效果。

二、电刺激疗法

电刺激疗法用于加快伤口愈合已有数十年历史，美国压力性损伤咨询委员会（NPIAP）推荐使用电刺激辅助治疗难愈合的 3 期和 4 期压力性损伤。在下肢动脉供血不足的伤口中电刺激疗法也显示出一定的效用。中性粒细胞、单核细胞、淋巴细胞、巨噬细胞、内皮细胞、成纤维细胞和角化细胞都被证明是电趋化的，通过在伤口上或伤口周围放置电极，可将电流传输入伤口组织，制造局部电场，刺激细胞增殖和改变迁移的方向、增加胶原蛋白合成、增加生长因子受体数量、活化伤口区域的细胞、改善组织灌注、帮助血管将白细胞和氧气运输到伤口并减轻水肿等。如伤口组织或周围有恶变、骨髓炎、银离子残留、电子植入物等情况，或是在颈动脉或心脏上方的伤口，不宜使用电刺激疗法。

三、光疗法

光疗法通常使用低能量激光和紫外线进行。低能量激光也被称为冷激光治疗，通常只有一种颜色，常用的有红光、蓝光和紫外波段的某些固定波长的激光。已有研究证据证实，低能量激光可缩短炎症期，使伤口增生期提前，血管增生和伤口收缩速度加快，适用于多种伤口，包括慢性难愈合伤口、急性软组织损伤、带状疱疹、静脉性溃疡等。红光的主要作用为加速创面愈合，减少红斑反应，促进成纤维细胞增生，调节基质金属蛋白酶的分泌，增加胶原再生，预防和减少瘢痕产生。蓝光多用于照射感染创面，可特异性穿透细菌细胞膜，破坏细菌内部蛋白合成，影响 DNA 表达等，从而预防与控制伤口感染。紫外线常用于治疗皮肤问题，在伤口中最常使用的是短波紫外线（波长 200～290 nm），它可以用来减少伤口细菌数量并促进伤口愈合，尤其适用于感染伤口。

四、高压氧疗

慢性伤口常处于低氧状态，需要更多的氧气来完成愈合。高压氧疗是指在密闭的高压氧舱内，使用超过 1 个标准大气压的氧疗方法。通常是将患者放置在含 100% 纯氧且气压可以升高到 3 个标准大气压的氧舱中。高压氧疗常应用于空气栓塞、一氧化碳中毒、挤压伤、梭菌属感染、骨筋膜室综合征、减压病、难愈性伤口的治疗、软组织坏死感染、放射性损伤、移植皮瓣损伤等情况。当患者在高于 2 个标准大气压的压力下吸入氧气，溶解在血液中的氧气量会显著增加，进而有更多的氧气可运送到伤口部位，产生促进血管收缩、减轻局部水肿、促进成纤维细胞繁殖、上调细胞因子等一系列作用，最终促进伤口愈合。此外，氧含量增加可加强白细胞对需氧菌的抗菌功能，并直接抑制厌氧菌生长。

五、负压封闭引流疗法

负压封闭引流于 20 世纪 90 年代起开始在欧洲发展，随后被引入美国使用。负压封闭引流通过机械装置连接引流管，并用透明敷料覆盖伤口表面使之密闭，通过持续负压吸引，移除伤口的渗液和细胞碎屑、降低伤口中炎症因子的浓度、减轻细菌负荷、消除组织水肿、促进伤口收缩和血管形成。在使用负压设备前应尽可能地清除伤口中的坏死组织。负压封闭引流适用于全皮层缺失的伤口，作为此类预期愈合时间较长的伤口在植皮前的伤口床准备的一部分，也适用于植皮伤口、手术切口等，常见的适应证包括糖尿病足溃疡、压力性损伤、血管性溃疡、皮肤全层烧伤、手术切口、创伤伤口等，也可用于皮瓣移植区域，但存在体腔器官暴露、清创不充分、骨髓炎、恶性肿瘤、凝血功能障碍等情况者不宜使用。

第五节　伤口支持性护理

一、伤口的营养护理

伤口愈合受一系列因素的影响，其中营养起着不可或缺的作用。在伤口愈合过程中，营养不良会导致免疫系统受损、胶原蛋白合成减少和拉伸强度降低。营养状况受损增加了伤口愈合风险及伤口管理的难度，降低了伤口愈合率。

（一）营养不良对伤口愈合的影响

1. 营养不良的定义

世界卫生组织（WHO）将营养不良定义为个人能量和/或营养摄入的不足、过量和失衡。营养不良包括三种不同的情况：①营养不足；②与微量营养素相关的营养不良；③超重、肥胖和与饮食相关的非传染性疾病。

2. 伤口愈合阶段的营养代谢

伤口愈合过程使身体处于合成代谢状态，需要特定的营养摄入和适当的水合作用来支持生理活动。营养摄入不足会破坏体内一系列影响伤口愈合的化学反应。最初，身体利用储存在肝脏中的糖原来支持基本的细胞功能。持续的营养缺乏会提高身体的代谢率和皮质醇水平，导致身体从蛋白质储备中动员氨基酸，以支持肝脏糖异生，为身体提供葡萄糖。在炎症反应过程中，炎性细胞因子增加，急性期反应蛋白如白蛋白和前白蛋白水平降低。持续的营养不足迫使身体将脂肪作为能量来源而使其储存减少，脂肪储存减少会导致骨突处压力增加，从而增加了压力性损伤的风险。一旦脂肪储备耗尽，再加上持续的营养缺乏，身体就会利用骨骼肌获取能量，从而导致体重迅速下降和肌肉质量下降。营养不良导致免疫系统受损，肌肉功能和力量下降，影响行动能力、食物准备和进食的日常生活能力，并延缓伤口愈合。伤口愈合每个阶段所需的主要营养素及其食物来源分别见表2-5-1、表2-5-2。

表2-5-1　伤口愈合各个阶段所需的主要营养素

伤口愈合阶段	主要营养素
炎症期	蛋白质、B族维生素、维生素C、维生素K等
增生期	蛋白质、铁、锌、铜、维生素C、维生素A、B族维生素等
重塑期	蛋白质、维生素A、维生素C等

表2-5-2 伤口愈合所需的主要营养素的食物来源

主要营养素	食物来源
蛋白质	猪肉、鱼、家禽、豆类（干豆、鲜豌豆、鲜大豆等）、乳制品等
B族维生素	强化谷物、意大利面、牛奶、家禽、鱼、鸡蛋、豆类等
维生素A	红薯、胡萝卜、绿叶蔬菜等
维生素C	柑橘类水果、番石榴、浆果、西蓝花、西红柿等
维生素K	西蓝花、深绿色叶类蔬菜等
铁	猪肉、家禽、鸡蛋、强化谷物、豆类（干豆和鲜豌豆）等
铜	内脏、鱼、腰果、葵花子、强化谷物等
锌	红肉、牡蛎、杏仁、花生、强化谷物等

（二）伤口护理中的营养风险筛查与评估

对患者进行营养筛查与评估对于及早发现伤口愈合延迟的高危人群至关重要。入住医疗机构的患者应在入住时进行营养风险筛查，并随着病情变化重新进行筛查。常见的营养风险筛查参数包括意外体重减轻、低体重指数、肌肉和皮下组织减少、食物摄入减少、局部或全身水肿以及功能状态下降。应使用经过验证的筛选工具来筛查风险级别。经验证的筛查工具必须具有快速且易于使用、可靠、经济、对被筛查个体风险低等特点，并且适合被筛查人群和护理环境。常见的营养风险筛查工具如"营养风险筛查2002"（NRS 2002）、"营养不良通用筛查工具"（MUST）、"微型营养评定简表"（MNA-SF）和"短期营养评估问卷"等。

（三）伤口护理的营养干预策略

1. 有效评估口服摄入量

伤口愈合情况与营养状况密切相关，因此对食物摄入量进行标准量化是营养评估的一个重要步骤。这种评估应依赖于定量或半定量工具的使用，如多个24小时饮食回忆或食物摄入图表（由医护人员或护理人员保存）或3~7天的食物日记。这些工具都需要患者或护理人员高度参与，以便更精确地估计蛋白质—能量摄入，更好地指导营养专家制订营养护理计划。

2. 增加口服摄入量

优化口服饮食是每位仍能经口摄入食物患者补充营养的一线策略。因此，营养师的角色至关重要。营养师开具个性化膳食处方，包括提供用餐计划及食谱建议，参照并适应个人饮食模式和偏好（包括文化/宗教偏好），同时考虑临床条件、并发症、咀嚼和吞咽能力以及影响营养摄入的症状（如咀嚼困难、吞咽困难、厌食、发音困难、恶心、呕吐、腹泻和便秘）。能量密度、常量营养素分布和质地均经过定制，可满足预估的蛋白质—能量需求。必要时，应考虑放宽导致摄入量减少的饮食限制。提供饮食帮助和舒适的饮食环境也有助于显著改善食物摄入。营养师必须提供不定期营养咨询，以方便护理人员根据患者的病情、治疗情况和目标完善护理计划。

3. 营养强化食物和口服营养补充剂的使用

通过营养咨询增加口服摄入量的策略，包括口服营养强化食物和口服营养补充剂（ONS）的使用。口服营养强化食物主要用于在大量营养素摄入充足的情况下提高重要微量营养素的摄入量。口服 ONS 作为二线方法，用于当患者无法通过饮食优化实现或保持令人满意的蛋白质—能量摄入（通常连续 2 周低于估计需求的 60%）时。有证据表明，在接受重大选择性手术的有营养风险的患者和患有压力性损伤的患者中使用特定的混合物为宜。术前提供的 ONS 有助于减少伤口感染、吻合口瘘和缩短住院时间，而使用富含精氨酸、锌和抗氧化剂的高蛋白 ONS 可改善压力性损伤的愈合。然而基于 ONS 的干预效果可能与时间有关，术前应提供至少 5 天的免疫营养，而对压力性损伤患者的干预时间应至少为 4 周，并合理地使用以达到患者完全愈合的结局。对于高危患者，富含蛋白质的 ONS 也有助于预防压力性损伤的发展。

二、伤口的疼痛护理

（一）伤口疼痛的概念

疼痛是一种与实际或潜在的组织损伤相关的不愉快的感觉和情绪情感体验，或与此相似的经历。伤口疼痛是因皮肤的开放性损伤而引起的一种不愉快的体验或与皮肤损伤直接相关的有害症状。伤口疼痛的发生主要是因为皮肤和体表黏膜的游离神经末梢分布广泛，皮肤的痛点与神经末梢相对应，当处理伤口时，器械等经常对皮肤进行伤害性刺激，这些刺激可使患者对疼痛变得更敏感。

（二）伤口疼痛对患者的影响

（1）疼痛可延迟伤口愈合。

（2）疼痛可引发患者焦虑，增加清创和伤口处理难度，使生活质量下降。

（3）疼痛可使机体各系统功能失调、免疫球蛋白水平下降等，从而导致免疫力降低，容易诱发感染。

（4）疼痛引起伤口局部血管痉挛、血流量减少而使局部组织缺血缺氧。

（三）伤口疼痛的分类

1. 按照疼痛的起源分类

（1）伤害性疼痛：伤害性疼痛可被定义为伤害感受器受到疼痛刺激（如机械创伤和组织损伤导致的炎症）后发生的生理反应，这种疼痛是由炎症介质的释放激活了伤口部位的疼痛感受器引起。伤害性疼痛的发生机制包含四个过程：转导、传递、调制和感受。伤口的伤害性疼痛经常被描述为锐痛、刺痛、跳痛、酸痛。

（2）神经性疼痛：神经性疼痛是伤口处的神经感受器受到损伤导致的，受损的神经会对各种刺激产生强烈的疼痛感觉。此外，受损的神经会自发产生错误的疼痛信号，引起疼痛感觉，例如糖尿病足患者的疼痛感觉，是糖代谢改变、末梢神经的微环境发生改变，导致神经传导异常而产生的疼痛。神经性疼痛常被描述为烧灼样疼痛、针刺样疼痛、麻刺感。

（3）混合性疼痛：部分慢性伤口患者可同时存在伤害性疼痛和神经性疼痛。

2. 按照疼痛的原因分类

（1）背景疼痛：背景疼痛也称基线痛，与伤口产生的根本原因、局部伤口因素和其他伤口病理有关。在没有进行局部伤口组织的操作、患者未活动或患者身体状况未突然变化时，即在休息时就会感觉到的疼痛。背景疼痛与患者伤口产生的根本原因直接相关。这种类型的疼痛可以是连续性的，也可以是间歇性的。

（2）爆发性疼痛：爆发性疼痛也称发作性疼痛。爆发性疼痛通常起病迅速，强度多为中到重度，持续时间短（3~15分钟甚至半小时到1小时不等），发作频率每天3~4次，且在背景疼痛已得到充分控制的情况下，爆发性疼痛仍可发生。爆发性疼痛可分为两种类型：一种是偶发性爆发性疼痛，此种类型可预知，通常有具体的诱因，如体力活动、咳嗽、吞咽、排尿、排便等；另一种是自发性或特发性爆发性疼痛，其不可预知，常突然发生，且不与患者的具体活动相关。与偶发性爆发性疼痛相比，自发性爆发性疼痛的强度较低，但持续时间较长（>30分钟），其不可预知的特点增加了治疗难度。当常规镇痛药剂量不足或足够剂量给药间隔时间太长时，药物血药浓度低于最低有效止痛浓度，将导致背景疼痛控制不佳，这种疼痛不是爆发性疼痛。采取药物与非药物治疗相结合的策略是成功管理爆发性疼痛的关键。

（3）操作性疼痛：常规操作（如清洁、包扎或更换敷料等）引起的疼痛，与伤口干预（如清创或活检）有关。

（四）伤口疼痛的评估

疼痛管理的基础是疼痛评估。疼痛是一种主观体验，不能直接客观地测量，因此相信患者主诉是疼痛评估的金标准。疼痛评估应落实全面、准确、动态评估的原则。

1. 伤口疼痛评估的内容

（1）疼痛类型：疼痛的起源（伤害性、神经性或混合性）应根据患者对疼痛的描述确定。

（2）疼痛持续时间：急性或慢性。

（3）疼痛严重程度：应使用简单的疼痛量表评估疼痛严重程度。对于个体患者，应始终如一地使用相同的疼痛量表。

（4）疼痛的性质：如酸痛、钝痛、烧灼痛、射击样痛等，是否伴随发热、发冷、恶心、呕吐等其他症状。

（5）疼痛的部位：疼痛出现的部位，以及是否放射至其他部位。

（6）疼痛产生的影响：应评估疼痛对患者睡眠、工作和执行正常作息的能力的影响。

（7）加重或缓解疼痛的因素：了解加重或缓解疼痛的因素对于帮助确定疼痛起源和制订疼痛缓解计划非常重要。

（8）可接受的疼痛水平：患者应描述"可耐受"的疼痛水平，以帮助设定疼痛管理的目标。

（9）疼痛治疗效果：应将镇痛后疼痛评分与患者定义的疼痛缓解目标进行比较，以评估疼痛管理计划的有效性，并确定必要时是否需要修改。

（10）疼痛治疗相关不良事件：应记录并考虑患者经历的所有疼痛治疗相关不良事件，以全面了解患者的病情。

2. 伤口疼痛评估的工具

选择一种简单易操作的疼痛评估工具是管理疼痛的先决条件，评估结果要能反映患者的真实情况并能在临床中便捷使用。疼痛评估工具分为单维度疼痛评估工具和多维度疼痛评估工具，前者仅用于疼痛强度的评估，而后者除了评估疼痛强度外，还可对患者的情绪、精神、日常活动、人际关系、睡眠质量等多个方面进行评估。目前，疼痛评估工具较多，有疼痛数字评分法（NRS）、视觉模拟评分法（VAS）、主诉疼痛分级法（VRS）、Wong‐Baker 面部表情评分法（FPS）和麦吉尔评分法等。

此外，由于疼痛能够引起机体血液中儿茶酚胺增多，导致血压升高、心动过速，因此疼痛评估时可结合血压、心率、血氧饱和度、呼吸等生理指标作为客观依据。患者对参与疼痛管理的护理者的信任度也可能影响疼痛评估结果。没有一种疼痛评估工具适合于所有患者，且疼痛评估工具的选择要依据患者的年龄、配合程度、认知能力等个体特点和需求。然而，一旦选定疼痛评估工具，接下来的疼痛评估须使用同一疼痛评估工具。

（五）伤口疼痛的管理

1. 药物管理

适当地使用镇痛药。在正确评估患者疼痛情况后，根据 WHO 推荐的三阶梯镇痛疗法（见图 2 - 5 - 1）遵医嘱采取相应的镇痛措施。当患者疼痛程度较强时，可以直接给予第二阶梯或第三阶梯的镇痛药。为了有效管理因操作而引起的疼痛，世界伤口愈合学会（WUWHS）建议在操作前 1~2 小时给予非甾体抗炎药。表面麻醉可用于有痛操作或在术前使用，如利多卡因凝胶外敷或利多卡因局部注射等；对于极端疼痛的操作，如深部溃疡的清创，需要考虑是否进行全身麻醉（简称全麻）、局部神经阻滞、脊髓镇痛或使用氧气和氧化亚氮混合物。但是，目前我国护理人员的权限有限，因此需要和医生进行更好的沟通、合作，实现医护一体化，共同关注患者的疼痛。

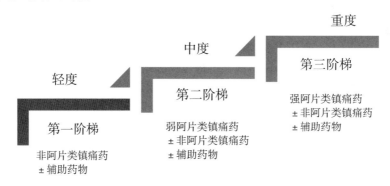

图 2 - 5 - 1　WHO 推荐的三阶梯镇痛疗法

2. 非药物管理

（1）敷料的选择：伤口包含脆弱的组织，去除侵蚀性敷料不仅会对伤口造成创伤，还可能对伤口周围组织造成创伤，从而加重患者伤口的疼痛。干燥的敷料和腐蚀性黏合剂最有可能在去除时引起疼痛。据报道，纱布敷料比任何其他先进的伤口敷料更易引起疼痛。减少敷料移除时疼痛的一种方法是使用无创伤移除的敷料，以防止创伤发生，从而有效减轻与敷料更换相关的疼痛。此类敷料包括水凝胶敷料、亲水纤维敷料和藻酸盐敷料等。

（2）心理干预：详见本节"三、患者的心理护理"。

（3）分散注意力：是缓解患者疼痛常采用的方式之一，其形式多样，包括听音乐、虚拟现实、聊天、阅读等。

三、患者的心理护理

（一）心理因素对伤口愈合的影响

影响伤口愈合的因素有很多，包括全身因素和局部因素，而护理人员在临床伤口护理过程中往往忽略了心理因素对伤口愈合的影响。患者常见的心理应激反应有尴尬、羞惭、挫败感和低自尊等，严重者可发展到情绪障碍，如抑郁症和焦虑症，甚至出现自杀的念头。心理应激延缓伤口愈合可能的影响机制主要包括以下两个方面。

1. 心理应激通过神经内分泌、免疫因素影响伤口愈合

普遍认可的说法是心理应激通过下丘脑－垂体－肾上腺轴（HPA）和交感－肾上腺髓质轴（SAM）影响伤口愈合。一方面，心理应激可激活 HPA，使糖皮质激素增加。糖皮质激素具有免疫抑制作用，可抑制免疫细胞的分化和增殖，调节基因转录和表达，减少细胞黏附分子参与免疫细胞的转运。此外，糖皮质激素可降低促炎性细胞因子 $IL-1\beta$、$IL-6$ 和 $TNF-\alpha$ 的产生。另一方面，心理应激可激活 SAM，提高去甲肾上腺素和肾上腺素的分泌量，延缓伤口愈合。

2. 心理应激通过行为表现影响伤口愈合

当患者不能有效应对心理应激时，对伤口护理的依从性也会降低，导致缺乏运动、选择不良饮食、睡眠不足、延误复查等不良后果。部分患者甚至会通过吸烟、酗酒或吸毒等行为缓解压力。不良饮食、缺乏运动、吸烟、酗酒等行为都是延缓伤口愈合的危险因素。

（二）患者的心理评估

1. 评估量表

评估心理应激反应的量表有很多，以评价压力、焦虑以及抑郁状况为主，常用的有：压力知觉量表（PSS）、状态－特质焦虑问卷（STAI）、医院焦虑抑郁量表（HADS）以及老年抑郁量表（GDS）等。此外，也有评价其他心理特征的量表，如正性负性情绪量表（PANAS）、一般健康问卷（GHQ）等。

2. 生理指标

目前评价患者心理应激反应的生理指标主要有血清皮质醇、血压、心率、皮肤电反应以及活动记录检查等，其中皮肤电反应是测量交感神经系

统功能的有效指标，原理是腺体分泌汗液能使皮肤导电能力增高。活动记录检查则是通过手环等电子产品来监测患者睡眠及活动状况。

（三）患者的心理应激干预

1. 去除心理应激源

疼痛是可控性较强的应激源，可采取相应的疼痛管理措施。目前已有研究证实使用镇痛药、选择合适的清创法及敷料、转移患者注意力等可有效减轻疼痛强度以及持续时间。

2. 减轻心理应激反应

1）药物干预　使用抗焦虑药或镇静药可减轻患者的心理应激反应。

2）心理干预

（1）情感暴露疗法/表达性写作：让患者写出创伤经历，可增加患者的伤口愈合速度。

（2）放松训练：深呼吸、肌肉放松训练、瑜伽、冥想、音乐疗法及芳香治疗等措施。

（3）应对技能训练：帮助患者建立积极的压力应对方式。

（4）社会支持：护理人员与患者建立良好的护患关系，鼓励家属多给予患者关爱、多沟通。

（5）认知行为疗法：如加强健康宣传教育和健康的行为干预，减少疾病不确定感，有效缓解焦虑情绪，提高治疗依从性。

血液系统疾病患者皮肤与伤口护理概述

第一节　血液系统疾病患者皮肤的特点

一、概述

（一）皮肤的易损性

疾病本身或者治疗过程中产生的一系列生理变化导致血液系统疾病患者更容易发生皮肤损伤。首先，多数血液系统疾病会导致贫血，造成供氧不足、机体缺氧，缺氧会影响皮肤的代谢和细胞再生，使其变得干燥、脆弱、易于受伤和感染。其次，血液系统疾病导致的血管异常、血小板数量减少或凝血功能障碍，引起血管脆性增加，皮肤出现瘀斑、出血点等症状。此外，在血液系统疾病治疗过程中，放疗和化疗会影响皮肤的细胞分裂和增殖，导致皮肤容易发生损伤。造血干细胞移植涉及大量的药物使用和移植后并发症，也可能对皮肤造成影响。

（二）皮肤改变的多样性

血液系统疾病除了造成皮肤易损外，也可出现各种各样的皮肤改变，包括皮肤感觉、颜色、出血和形态等异常。

1. 皮肤感觉

淋巴瘤（lymphoma）和真性红细胞增多症常出现皮肤瘙痒。

2. 皮肤颜色

各种原因引起的贫血可导致皮肤苍白；溶血性贫血可引起皮肤黄染；血色病患者皮肤呈青铜色；高铁血红蛋白血症患者出现发绀。

3. 皮肤出血

血小板减少、凝血功能异常或血管内皮通透性升高可造成皮肤出血，形成出血点、瘀点和瘀斑。

4. 皮肤形态

白血病细胞浸润皮肤可形成斑丘疹、结节；淋巴瘤浸润易出现微红或微紫的结节；恶性组织细胞病晚期出现皮肤黄疸，浸润皮肤形成鲜红色或紫红色结节，甚至出现皮肤坏死；卟啉病表现为皮肤光过敏，出现大疱、结痂和色素沉着；造血干细胞移植后移植物抗宿主病（graft versus-host disease，GVHD）的皮肤表现有斑丘疹、全身红皮病、水疱和皮肤剥脱等。

另外，血液系统疾病的常用治疗药物，如糖皮质激素、雄激素、环孢素 A 等可造成痤疮、皮肤胶原纤维断裂、多毛和色素沉着等皮肤表现。

二、常见血液系统疾病患者的皮肤特点

（一）血小板减少症

血小板减少症中最常见的是原发免疫性血小板减少症（ITP）、血栓性血小板减少性紫癜（TTP）、周期性血小板减少症等。恶性血液病抑制骨髓正常造血，也可造成血小板减少。以 ITP 为例，表现为全身皮肤瘀点、瘀斑和紫癜，严重者有血疱和血肿形成，易出现于黏膜，很少出现于手掌和足底，在损伤、注射部位可渗血不止，或形成大小不等的瘀斑。皮肤出血与血小板减少有关，也与抗血小板抗体抑制血小板黏附、聚集功能有关。当血小板水平低于 20×10^9/L 时，易发生内脏出血，其中颅内出血是最常见的死因。

（二）血管性疾病

过敏性紫癜（anaphylactoid purpura）是变态反应性血管炎，因机体对某些致敏物质发生变态反应，导致毛细血管脆性及通透性增加，血液外渗，产生皮肤、黏膜和某些器官出血。皮肤出现的瘀斑局限于四肢，尤其是下肢及臀部，躯干极少累及。紫癜常成批反复发生，呈对称分布，可同时伴发皮肤水肿、荨麻疹。紫癜大小不等，初呈深红色，按之不褪色，可融合成片状成瘀斑，数天内渐变成紫色、黄褐色、浅黄色，经 7～14 天逐渐消退。

（三）白血病

白血病（leukemia）是一类造血干细胞的克隆性恶性疾病，其克隆中的白血病细胞失去进一步分化成熟的能力而停滞在细胞发育的不同阶段，在骨髓和其他造血组织中，白血病细胞大量增生积聚，并浸润其他器官和组织而使正常造血受到抑制，从而产生各种症状。白血病的皮肤损伤包括特异性皮损和非特异性皮损。非特异性皮损往往指患者造血功能受到抑制，正常全血细胞减少所引起的瘀点、瘀斑、紫癜、风团、充血性红斑、丘疹等皮肤表现；特异性皮损多指白细胞浸润导致的皮肤表现，可表现为

红色浸润性丘疹结节和斑块，呈多形性。有研究表明，出现皮肤特异性皮损的白血病患者预后较差，其原因可能与肿瘤细胞全身广泛性转移，导致病情加重有关。

（四）淋巴瘤

淋巴瘤的发生与免疫应答反应中淋巴组织增殖分化产生的各种免疫细胞有关，是起源于淋巴结和结外淋巴组织的免疫系统的恶性肿瘤。淋巴瘤患者可有一系列皮肤表现，常见糙皮病样丘疹、带状疱疹、全身性疱疹样皮炎、色素沉着、鱼鳞病和剥脱性皮炎，也可发生荨麻疹、结节性红斑、皮肌炎、黑棘皮病和色素性荨麻疹等。皮肤瘙痒更为常见，晚期皮肤可发生感染破溃和渗液。淋巴瘤皮肤损伤，既可以是原发性，也可以是继发性，前者称为原发性皮肤淋巴瘤。以皮肤 NK/T 细胞淋巴瘤蕈样肉芽肿为例，蕈样肉芽肿临床上可分为三期，即红斑期、斑块期和肿瘤期，但三期皮损可部分重叠，因而临床上可同时见到三期皮损。

1. 红斑期

皮损多呈单个或多个扁平萎缩性斑片，表面被覆鳞片，大小不一，通常界限清楚，颜色自橘红至暗紫红色不等，常见于被覆部位，如臀部，自觉明显瘙痒或无明显自觉症状，偶见皮损消退而不留瘢痕。也可呈扁平非萎缩性斑片，其通常在数月、数年后演变为浸润性斑片，往往会累及内脏。有些患者在红斑期皮损泛发全身，称红皮病性蕈样肉芽肿，表现为全身弥漫性潮红、毛发稀疏、指（趾）甲营养不良、掌跖角化，有时可见泛发性色素沉着。

2. 斑块期

由红斑期进展而来，或在正常皮肤上发生，呈不规则形、界限清楚、略高于皮肤的斑块，颜色为暗红色至紫色等。可自行消退，亦可融合形成大的斑块，边缘呈环状、弓形，颜面受累时皱褶加深形成狮面。

3. 肿瘤期

可发生于原有斑块或正常皮肤上。皮损为大小不等和形状不一的褐红色高于皮肤的结节，倾向早期破溃，形成溃疡，基底被覆坏死性淡灰白色物质，溃疡边缘卷曲，好发于躯干部。一旦肿瘤发生，患者通常在数年内死亡。偶见皮损一开始即表现为肿瘤而无红斑期或斑块期皮损者，称暴发型蕈样肉芽肿，预后较差。

（五）多发性骨髓瘤

多发性骨髓瘤（multiple myeloma，MM）是浆细胞异常增生的恶性肿瘤。骨髓内有异常浆细胞（骨髓瘤细胞）的增殖，引起骨骼破坏（溶骨性改变），正常的免疫球蛋白合成受抑，出现尿蛋白，最后导致贫血和肾功能损害。多发性骨髓瘤也可以出现皮肤浸润表现，表现为皮肤数个圆形肿物，大小为（2~3）mm×（3~5）mm，表面光滑，呈暗紫红色，也可表现为有或无触痛的点片状皮肤隆起。皮肤肿物局部穿刺液涂片可查到骨髓瘤细胞。

（六）移植物抗宿主病

GVHD 是异基因造血干细胞移植（allogeneic hemapoietic stem cell transplantation，allo‑HSCT）最主要的并发症。正常个体之间组织的移植可导致宿主针对移植物的免疫反应，造成外来组织被识别和被排斥，同时包含在移植物中的免疫活性细胞可造成移植物抗宿主方向上的免疫反应。GVHD 以皮肤的病变为最常见。

1. 急性移植物抗宿主病

急性移植物抗宿主病（aGVHD）皮肤损伤常发生于移植术后 2~6 周，移植术后 30 天是发病的高峰期。皮疹常首发于掌跖、耳郭、面颊、颈部、上背部等部位，早期皮疹常以毛囊为中心分布，具有一定特征性。皮疹以红斑、斑丘疹为主，部分如晒伤样皮疹，红斑、斑丘疹可以增大、增多，融合并蔓延及全身皮肤，最终导致表皮脱屑，遗留炎症后色素沉着；也可表现为麻疹样红斑或苔藓样丘疹，伴有轻度瘙痒或烧灼感。少数（约2%）的患者可出现重症皮疹，主要为红皮病样皮损或出现全身水疱、大疱，棘细胞松解征（尼科利斯基征）阳性类似中毒性表皮坏死松解症（TEN）的表现。根据皮肤的受累面积及水疱、大疱的情况可把皮疹的严重程度分成 4 级（表 3‑1‑1）。

表 3‑1‑1　aGVHD 皮疹严重程度分级

分级	临床表现	组织学表现
Ⅰ级	斑丘疹，受累面积≤25%全身皮肤	基底细胞层局灶性或弥漫空泡变性
Ⅱ级	斑丘疹，受累面积为 26%~50%全身皮肤	上皮或毛囊角质形成细胞嗜酸性变（角化不良）
Ⅲ级	红皮病表现，受累面积＞50%全身皮肤	表皮下裂隙或微水疱形成
Ⅳ级	中毒性表皮坏死松解症表现	真皮和表皮完全分离

2. 慢性移植物抗宿主病

慢性移植物抗宿主病（cGVHD）部分由 aCVHD 进展而来，部分在 aGVHD 消退一段时间后出现，也可直接首发 cGVHD。90%以上的 cGVHD 患者会发生皮损，根据皮疹受累面积可分为局限性及泛发性两种；根据皮疹特点，分为两种经典类型即苔藓样 cGVHD 及硬化样 cGVHD。

（1）苔藓样 cGVHD：苔藓样 cGVHD 多发生在移植术后 1 年内，皮疹可呈局限性，也可呈泛发性，表现为毛囊性皮疹，掌跖、眶周、指（趾）甲也可受累。皮疹呈紫红色或红色丘疹或斑块，顶端有细小鳞屑，可融合，伴轻度瘙痒。

（2）硬化样 cGVHD：硬化样 cGVHD 是皮肤 GVHD 的晚期表现，常发生于 allo－HSCT 500 天以后。皮疹常从躯干开始，数周内泛发全身，也有少部分病例保持局限分布。皮疹可由散在的色素沉着斑（豹皮样）及毛发角化发展而来，表现为硬化性苔藓、硬斑病和/或波纹样皮肤。在组织学上硬化可发生于皮肤的任何一层，可发生大疱性皮疹、溃疡、皮肤异色病、化脓性肉芽肿样皮疹、皮肤组织膨出、皮肤松弛、皮肤色素性改变等。深层皮肤损伤可导致关节挛缩，影响活动。

第二节　血液系统疾病患者伤口愈合的特点

一、血液系统在伤口愈合中的作用

伤口愈合是指机体遭受外力作用，皮肤等组织出现离断或缺损后的愈合过程，包含了各种组织再生和肉芽组织增生、瘢痕形成等复杂的生理过程。

外力损伤破坏了伤口的组织结构和化学环境，并激活了很多基本的生理、生化反应和细胞复制机制。血液系统全程参与伤口愈合的生理过程，并起到至关重要的作用。如正常伤口组织修复过程中涉及的凝血、炎症反应、血管生成等过程，以及直接参与修复的血细胞，如血小板、白细胞（特别是巨噬细胞）、成纤维细胞等，都意味着血液系统在伤口愈合中的重要意义。

（一）伤口止血

止血是伤口愈合的首要步骤，其过程为受损的组织细胞释放血管活性物质，使局部血管收缩，同时血小板凝集，激活凝血系统，纤维蛋白原形成不溶性纤维蛋白网，产生血凝块，封闭破损的血管并保护伤口，防止进一步的细菌污染和体液丢失。

正常的生理性止血机制主要包括血管收缩、血小板血栓形成及纤维蛋白凝块形成三个时相，因此血管、血小板及凝血机制发生异常都会导致伤口止血出现问题。

1. 血管因素

一般血管壁由内膜、中膜及外膜三层组成。内膜层由内向外依次为内皮细胞、基底膜和皮下结缔组织。内皮细胞由单层细胞构成，表面光滑，带负电荷，可防止外表带负电荷的血小板黏附。内皮细胞之间紧密相连，影响毛细血管的脆性和渗透性。基底膜是一种类似胶原的组织，能促使血小板在其上面黏附和聚集。当微循环遭受损伤后，小动脉立即发生反射性收缩，使伤口缩小，血流减慢，出血减少或停止。

2. 血小板因素

血小板具有黏附、聚集及释放功能。血小板黏着于血管内皮下胶原纤维的功能称为血小板的黏附性，血小板与血小板之间的黏附称为血小板聚集。血小板聚集需要诱导剂，一切能诱导血小板聚集的因素都可引起血小板释放。在诱导剂的作用下，血小板能将其生物活性物质释放至血小板外，这些生物活性物质可使血小板进一步聚集。另外，血小板本身含有近10种血小板因子参与凝血和抗凝作用。存在于血小板内的血栓收缩蛋白，使血小板具有血凝块收缩功能，血凝块因此而变得更牢固。

聚集后的血小板形成血小板栓（白色血栓）可堵住伤口。损伤的组织或血管壁胶原纤维的暴露可激活一系列凝血因子，在损伤的局部可形成纤维蛋白凝块，在红细胞的参与下，形成红色血栓，使血液凝固，完成止血过程。

3. 凝血机制

凝血系统的基本生理功能是在血管损伤引起出血时通过血液凝固的级联式酶促反应使可溶性的纤维蛋白转变为纤维蛋白单体，纤维蛋白单体再聚合成可溶性的纤维蛋白多聚体而进一步转变为稳定的纤维蛋白多聚体，在血管壁受损局部，继血小板黏附、聚集、释放、收缩和形成血小板血栓后，由稳定的纤维蛋白多聚体包绕血小板及其他血细胞形成坚固的血凝块。

主要凝血途径包括：

（1）内源性凝血途径：是指从凝血因子Ⅻ被激活到凝血因子Ⅹa及复合物形成的过程，参与本途径的凝血因子有Ⅻ、Ⅺ、Ⅸ、Ⅷ、Ca^{2+}、PK（前激肽释放酶）和HMWK（高分子量激肽原）等。

（2）外源性凝血途径：是指从凝血因子Ⅲ释放到凝血因子Ⅹ被激活的过程，参与本途径的凝血因子有Ⅲ、Ⅶ和Ca^{2+}等。

（3）共同凝血途径：是指从因子Ⅹ被激活到纤维蛋白形成的过程，它是内源性、外源性凝血系统的共同凝血阶段，包括凝血活酶生成、凝血酶生成和纤维蛋白形成三个阶段。

（二）炎症反应

炎症反应是复杂的机体防御反应，其目的是去除有害物质或使其失活，清除坏死组织并为随后的增生过程创造良好的条件。伤口愈合的全过程中都存在炎症反应。

（三）吞噬作用和免疫应答

白细胞是外周血中的有核细胞，根据其形态特征可将白细胞分为粒细胞、淋巴细胞和单核细胞三类，其中粒细胞又分为中性粒细胞、嗜酸性粒细胞、嗜碱性粒细胞。

中性粒细胞和单核细胞为吞噬细胞，能吞噬各种异物，参与炎症反应并执行非特异性免疫功能；淋巴细胞为免疫细胞，可对特异性抗原进行体液性与细胞性破坏，执行特异性免疫功能。吞噬细胞在伤口愈合中发挥着重要的吞噬和免疫应答作用。具体吞噬作用和免疫应答过程详见第二章第一节"伤口愈合过程"。

（四）促进再生

在以巨噬细胞、成纤维细胞为主的细胞参与下，新生血管和肉芽组织形成并开始上皮化，即肉芽组织出现，伤口填补缩合，上皮细胞再生。新生血管是保证伤口充分血氧供应和营养的基础，没有血管的新生和重建，或一旦红细胞供氧出现问题，就不可能有肉芽组织的生长，伤口也就不能愈合。

另外，肉芽组织的形成程度与凝血及炎症反应的严重程度直接相关，包括在吞噬作用协助下机体自身的清创过程，以及任何影响凝血及炎症反应的因素都会影响组织的再生，进而影响伤口愈合。

二、不同类型血液系统疾病患者伤口愈合的特点

（一）凝血功能障碍

出血性疾病是遗传性或获得性原因导致机体止血、血液凝固活性减弱或纤溶酶活性增强，引起自发性或轻微外伤后出血难止的一类疾病。因此，当血液系统疾病患者出现血小板减少、凝血因子缺乏等异常，均会导致患者出现出血倾向，影响患者伤口愈合的止血过程。

（二）白细胞异常

血液系统疾病可导致白细胞发生异常，包括白细胞数量、形态和功能异常。血液系统恶性肿瘤导致粒细胞缺乏、淋巴细胞计数减少；急性或慢性白血病、淋巴瘤晚期可导致白细胞数量异常增多；白细胞数量减少或异

常增多、功能异常直接影响伤口愈合的炎症反应、免疫应答和组织再生、愈合过程。患者免疫功能低下，伤口更容易发生感染。

（三）贫血

血液系统疾病患者常见贫血症状，红细胞的主要功能是给组织输送氧气，为全身组织供氧。贫血的病理生理基础是血红蛋白减少，血液携带氧气的能力减弱，全身组织和脏器发生缺氧变化。贫血时，伤口局部组织没有足够的正常血红蛋白供应导致缺血缺氧，从而导致伤口愈合延迟，甚至难以愈合。

第三节　血液系统疾病患者伤口护理的原则

一、保持伤口清洁

及时清除伤口刺激源，如热烧伤、化学烧伤必须立即清除烧伤源，将伤口置于自来水下冲洗 30 分钟，去除附着于伤口和皮肤表面的刺激源。每次更换敷料时要仔细去除黏附于伤口表面的坏死组织和感染性渗出液，注意勿将棉织纤维遗留于伤口内，使之成为异物，影响伤口愈合。

二、有效止血

止血是伤口修复的首要步骤，能够封闭破损的血管并保护伤口，防止进一步的细菌污染和体液丢失。血液系统疾病患者血小板异常、凝血功能障碍会导致伤口出血时间延长，进而导致巨噬细胞、成纤维细胞等不能正常发挥作用，影响伤口愈合，因此要在及时纠正原发性疾病的基础上改善凝血功能，尽快止血。

三、预防和控制感染

伤口发生感染时，白细胞不能抑制大量细菌活动，中性粒细胞吞噬细菌后释放蛋白酶和氧自由基破坏组织，导致胶原溶解量大于沉积量，渗出增加，局部张力增加，导致伤口裂开甚至全身感染等不良预后。伤口感染发生的因素包括伤口本身状况，细菌毒性，患者免疫力、营养状况及潜在疾病等。血液系统疾病患者由于自身免疫力低下，白细胞功能、数量异常，更易发生感染，所以要及早发现伤口感染，及时处理，避免感染扩散。因此，应当随时监测感染情况，必要时进行伤口细菌培养，合理使用抗生素。

四、保护伤口及其周围组织

在清创或处理伤口时，注意保护伤口床的正常组织和伤口周围组织，以免组织遭受二度伤害。

五、为伤口愈合提供适宜的湿润环境

创面过湿或过干都不利于伤口愈合。创面过干会影响伤口床细胞的增生和生长因子的作用；创面过湿可导致蛋白流失，破坏伤口周围皮肤，成为细菌生长的良好培养基，因此，维持适宜的湿润环境尤为重要。在局部处理上，创面过干可酌情选用水凝胶、水胶体、薄膜敷料；创面过湿，可使用吸收力强的敷料和藻酸盐敷料、泡沫敷料。

六、纠正贫血

当伤口组织的氧分压足够大时，机体才能维持白细胞杀死细菌的能力和维持成纤维细胞的增生及胶原蛋白的合成。血液系统疾病患者多伴有贫血症状，导致全身组织缺氧，直接影响伤口愈合。因此，应及时纠正患者贫血症状，改善组织缺氧，促进伤口愈合。

七、缓解疼痛

伤口本身和处理过程都可能导致患者疼痛或疼痛加重。在生理方面，疼痛会刺激 HPA，使交感神经变得活跃，导致血压升高、皮质醇的释放增多，使受伤组织缺氧，最终延长伤口愈合时间。在心理方面，疼痛可能会给患者带来压力，使其焦虑，间接导致伤口愈合时间的延迟。在护理患者过程中，动作尽量轻柔，减轻患者疼痛，必要时，遵医嘱予以镇痛药。

八、营养支持

伤口愈合是组织再生、肉芽组织增生和瘢痕形成共同组成的一个复杂过程，机体在经历创伤后的愈合期间内可出现内分泌及代谢过程的改变。这些改变虽然可以提高机体对创伤的耐受度，但也可导致体内营养物质的消耗增加，而血液系统恶性肿瘤本身也是消耗性疾病。伤口愈合时间的长短和愈合的好坏，除了与创伤的性质、范围和组织再生能力的强弱有关外，也与患者自身的营养状况有着密切关系。同时，营养不良也会导致感染的风险增加。因此，应为患者提供合理的营养支持方案，保证患者有足够营养摄入。

第四节　血液系统疾病患者伤口护理的发展

一、"互联网＋伤口护理服务"模式

当血液系统疾病患者合并慢性伤口时，伤口愈合过程通常会超过 4

周。慢性伤口如治疗不及时或不规范，将严重影响伤口治疗效果，降低患者生活质量，甚至威胁患者生命。部分患者获得的院内专业伤口护理有限，对院外居家伤口照护有较高需求。2019 年 1 月，国家卫生健康委办公厅发布了《"互联网 + 护理服务"试点工作方案》，将"互联网 + 护理服务"定义为医疗机构利用在本机构注册的护士，依托互联网等信息技术，以"线上申请、线下服务"的模式为主，为出院患者或罹患疾病且行动不便的特殊人群提供的护理服务。互联网技术的应用促进了居家照护的发展，为实现血液系统疾病合并慢性伤口患者居家照护的延续化、同质化提供了新的可能。目前，国内外研究者形成了多团队、医院、社区、家庭相互联结的伤口照护模式，依托于手机 APP、微信公众号、云平台等多种媒介，及时满足了慢性伤口患者的照护需求，促进其伤口愈合。

二、人工智能在伤口评估和治疗中的应用

人工智能（artificial intelligence，AI）是研究和开发用于模拟、延伸和扩展人类智能应用的一门新兴的先进科学技术。AI 概念自 1956 年首次提出，经过近 70 年的演进与发展，在越来越多的领域得到广泛应用。近年来，随着 AI 的快速发展，医疗健康已成为 AI 应用的重要领域。目前，AI 已经在伤口的评估、治疗和预后预测中得到一定应用。3D 伤口扫描系统是由 3D 镜头及可移动便携式操作平台组成，利用激光和结构光 3D 成像技术扫描伤口，其将 AI 用于伤口评估，可以减少人眼造成的误差，实现真实数据的处理，提高检测的性能和效率，降低误诊率；智能敷料是指在伤口敷料中加入智能诊断工具，自动测量慢性伤口持续炎症状态的生物标志物的动态信息，可以动态获取敷料下伤口愈合的情况，从而及时调整治疗方案；伤口延迟愈合的预测模型可用于伤口愈合预测中，有助于医务人员及时给予针对性的干预，降低患者的痛苦和治疗花费。

但目前，医疗 AI 的发展仍然处于初级阶段，还面临诸多亟须解决的问题。高质量的医疗数据是构建 AI 模型的基石。虽然我国已经拥有一定数量的慢性伤口专科护士，也积累了大量的临床经验，但是较少留下高质量的伤口数据图片，对计算机算法构建模型造成困难；算法作为 AI 中不可或缺的部分，可以将图像转化为可供分析的数据，而算法的正确与否依赖于足够的、高质量的临床数据，其准确率可能因为样本量的不足而不可靠。因此，未来还需进一步规范伤口的图像采集，积累高质量数据，加快智能敷料的开发和临床应用进程，以实现更高级的伤口评估和治疗智能化，帮助患者伤口更好地愈合，降低伤口造成的伤害，提高患者的生活质量。

第四章

血液系统疾病患者压力性损伤的护理

　　压力性损伤是指压力或压力联合剪切力导致的皮肤和/或皮下组织的局部损伤，通常位于骨隆突处，但也可能与医疗器械或其他物体有关。压力性损伤的发生不仅给患者带来疼痛、焦虑情绪，还使其住院时间延长，医疗费用增加，甚至导致患者死亡，同时，也增加了医疗机构的负担和卫生资源的消耗，在国际上是一个不可忽视的问题。2009 年，NPIAP 和欧洲压力性溃疡咨询委员会（EPUAP）联合发布了国际压力性损伤指南。之后，在 NPIAP、EPUAP 和泛太平洋地区压力性损伤联盟（PPPIA）的共同合作下，第二版、第三版分别于 2014 年、2019 年发布。

　　2019 年发布的第三版国际压力性损伤指南——《压疮/压力性损伤的预防和治疗：临床实践指南》（以下简称新指南）强调了压力性损伤可能与医疗器械相关，压力性损伤的发生不局限于体表皮肤，也可能发生在黏膜上、黏膜内或黏膜下。

第一节　压力性损伤的评估

一、压力性损伤的分期

　　压力性损伤的分期系统为临床医护人员评估压力性损伤的严重程度提供了一致且准确的方法。目前，被广泛接受的压力性损伤分期系统是 2009 年 NPUAP 和 EPUAP 联合发布的国际压力性损伤指南——《压疮预防和治疗：临床实践指南》更新的压力性损伤分期。NPUAP 同时对压力性损伤的分期进行了更新。在新的分期系统中，阿拉伯数字代替了罗马数字，"可疑深部组织损伤"名词中去除了"可疑"二字。器械相关压力性损伤（device related pressure injury，DRPI）分为皮肤 DRPI 和黏膜 DRPI，是两个特殊的类别，器械相关描述的是压力性损伤的原因，对皮肤 DRPI 分期应使用公认的常规分类系统。而针对目前还没有公认的黏膜 DRPI 分类系统，Reaper 等设计了口腔黏膜压力性损伤量表（ROMPIS），将黏膜 DRPI 分为了 3 个阶段，但该量表仍在验证和改进中。NPUAP 新版分期如下：

（一）1 期压力性损伤

局部皮肤完整，出现压之不褪色的局限性红斑。通常发生在骨隆突处等易受压部位，与周围组织相比，该部位可能有疼痛、硬块或松软，皮温升高或降低。1 期压力性损伤对于肤色较深的患者可能难以鉴别，因为深色皮肤可能不易被观察到明显的红斑表现。如果出现 1 期压力性损伤，需要采取措施防止其损伤程度继续加重、加深，并注意预防其他部位发生压力性损伤。如果及时给予减压治疗，能恢复正常。

（二）2 期压力性损伤

部分皮层缺失或出现水疱。真皮层部分缺损，表现为一个浅表开放的粉红色或者红色创面，不伴有坏死组织，也可表现为完整或开放或破溃的充满浆液或血清的水疱。

（三）3 期压力性损伤

全皮层缺失（脂肪组织暴露）。可能会看到皮下脂肪组织，但没有骨骼、肌腱或肌肉组织暴露。可能会见到腐肉，还可能伴有伤口潜行和窦道。3 期压力性损伤的深度因解剖部位的不同而表现各异。鼻、耳、枕部和踝部没有皮下组织，因此 3 期压力性损伤溃疡较浅表。相反，在一些脂肪丰富的部位，3 期压力性损伤可能表现为非常深的溃疡。

（四）4 期压力性损伤

全层组织缺失（肌肉/骨骼暴露）。全层组织缺失，伴有骨骼、肌腱或肌肉暴露。可能见到腐肉或焦痂，常伴有伤口潜行和窦道。4 期压力性损伤的深度因解剖部位不同而表现各异。鼻、耳、枕部和踝部没有皮下组织，因此 4 期压力性损伤溃疡较浅表。4 期压力性损伤可深及肌肉和/或支撑组织（如筋膜、肌腱或关节囊），可能发生骨髓炎，可直接看到或探测到外露的骨骼或肌肉。

（五）不可分期压力性损伤

皮肤全层或组织全层缺失（深度未知）。缺损涉及组织全层，但溃疡的实际深度完全被坏死组织（黄色、棕褐色、灰色、绿色或棕色）和/或焦痂（棕褐色、棕色或黑色）所掩盖。除非彻底清除坏死组织和/或焦痂以暴露伤口床，否则无法确定其实际深度，但肯定至少是 3 期压力性损伤。

（六）深部组织损伤期压力性损伤（深度未知）

由于压力和/或剪切力造成皮下软组织受损，导致完整但褪色的皮肤局部出现紫色或紫黑色或充血性水疱。与邻近组织相比，该部位组织可出现疼痛、硬肿、糜烂、松软、较冷或较热等表现。深肤色患者可能较难察觉深部组织损伤期压力性损伤。此期可以进展为黑色创面上形成水疱，进一步发展为被一层薄的焦痂覆盖。即使接受最佳治疗，也可能快速发展为深层组织破溃。

二、评估风险因素

压力性损伤的发生是多种因素共同作用的结果。既有患者自身的原因，又受外部环境因素的影响。风险因素是指导致皮肤暴露于过多压力或降低皮肤对压力耐受性的因素。

（一）外部因素

形成压力性损伤的外部因素主要有压力、剪切力、摩擦力、潮湿刺激等。压力与摩擦力共同存在时，压力性损伤发生的风险更大。

1. 压力

压力来自身体的体重和附加于身体的力，是引起压力性损伤的第 1 位原因，且与持续时间的长短有关。压力经皮肤由浅入深扩散，呈圆锥样递减分布，最大压力在骨突出部位，当外界压力超过毛细血管压力（32 mmHg[①]）时，可致毛细血管闭合、萎缩，血液被阻断，从而导致组织缺血和坏死，造成压力性损伤。平卧位时，足跟所受压力为 50～94 mmHg；侧卧位 90°时，股骨大转子所受压力为 55～95 mmHg；坐在没有坐垫的椅子上，坐骨结节所受的压力为 300～500 mmHg。因此，这些部位成为了压力性损伤的好发部位。

2. 剪切力

剪切力是引起压力性损伤的第 2 位原因。剪切力是施加于相邻物体表面引起相反方向的进行性平行滑动的力量。由于剪切力往往作用于深部组织，在引起组织相对位移时能阻断相应部位较大区域的血液供应，因此，剪切力比垂直压力更具危害性。剪切力常发生于半卧位，当患者的床头摇高 30°以上时，患者骶尾部产生向下滑行的倾向，而患者臀部皮肤表面因受到摩擦阻力产生向上的反作用力，从而使皮下组织与皮肤相脱离并导致组织变形，产生的组织病理结果是毛细血管的扭曲和撕裂，从而引起血流

---

① 1 mmHg≈0.133 kPa。

速度下降，促使压力性损伤形成。

3. 摩擦力

摩擦力是两个物体接触时向不同方向发生移动或相对移动所形成的力。摩擦力作用于皮肤时容易损伤皮肤的角质层。摩擦力在临床上常发生于搬运患者动作不规范而出现拖拉时，当床铺皱褶不平、存有渣屑或患者皮肤潮湿时，产生的摩擦力增大，其皮肤更加容易受损。

4. 潮湿刺激

皮肤受潮湿刺激后，其表面弱酸性生态遭到破坏，削弱角质层的屏障保护作用，使有害物质易于通过，有利于细菌繁殖。各种引起皮肤潮湿的情况，如尿便失禁及汗液分泌、伤口渗液、出血等情况造成的皮肤潮湿均可引起压力性损伤。潮湿刺激是压力性损伤危险因素评估中一个不可缺少的项目，潮湿皮肤比干燥皮肤发生压力性损伤的概率高 5 倍。

（二）内部因素

1. 年龄

压力性损伤的发生率与年龄呈正相关，40 岁以上人群较 40 岁以下人群患病率高出 6 ~ 7 倍。因为随着年龄的增加，表皮变得菲薄、皮肤相对干燥、皮下组织减少、组织血供减少、毛细血管更脆弱及感觉迟钝等生理性因素的改变，使老年人更易受压力、剪切力和摩擦力的作用，发生压力性损伤的风险增大。此外，随着年龄的增加，活动能力下降、认知功能减退、保护性反射迟钝等因素使老年人成为压力性损伤的易患人群。

2. 运动性因素

活动能力与移动能力的减退与丧失是导致患者发生压力性损伤的重要原因之一。患者活动能力与移动能力障碍往往是神经损伤或创伤、麻醉手术及制动的结果，因此截瘫、长时间手术、意识状态改变、镇静药及麻醉药的使用、病情危重等使患者发生压力性损伤的风险增加。活动能力与移动能力障碍使患者受压部位血液循环障碍，当患者神经损伤时，缺乏对受压刺激的反应，长时间受压后，局部组织坏死，压力性损伤的发生不可避免。

3. 营养因素

当机体因各种原因发生营养不良时，患者常发生负氮平衡、严重贫血、低蛋白血症、肌肉萎缩和皮下脂肪减少，皮肤对外来压力的感受性减弱。当患者局部皮肤受压时，由于骨突处皮肤缺乏肌肉和脂肪组织的保护，更易发生局部缺血坏死。研究证实，营养不良与压力性损伤的发生密切相关，在血白蛋白低于 35 g/L 的患者中有 75% 的患者发生压力性损伤，而在血白蛋白高于 35 g/L 患者中只有 16.6% 的患者发生压力性损伤。而营养过度或缺乏运动导致肥胖的患者也因血液循环受影响及活动困难等原因而容易发生压力性损伤。

4. 组织灌注

因疾病如动脉硬化造成血流动力学改变，使舒张压下降至 60 mmHg以下致组织灌注不足，可使皮肤及皮下组织处于缺血缺氧状态而使压力性损伤发生的危险性增大。特别是在足跟发生动脉硬化时，这种压力性损伤发生的可能性会更大。因为动脉硬化使进入足跟内组织的氧气量大大减少，从而导致压力性损伤的发生。

5. 组织水肿

各种原因引起的组织水肿主要通过影响血液循环而导致压力性损伤的发生。组织水肿导致组织毛细血管离细胞的距离更远，从而减少水肿组织氧气和营养的供给，从而引起压力性损伤的发生。当体温过低时，机体末梢血液循环障碍，组织缺血性缺氧，更易造成局部压力性损伤。

6. 其他因素

心理因素与压力性损伤形成密切相关，如精神压力。当患者处于较大的精神压力之下，肾上腺素水平发生变化，导致皮肤的耐受性下降。吸烟患者发生压力性损伤的机会增加，尤其是脊髓损伤患者。体温的变化与压力性损伤的进展也有关系，可能因为体温变化时，缺氧组织对氧气的需求增加，加速了压力性损伤的形成。新指南提出需要关注有压力性损伤史、压力点疼痛的患者，同时对糖尿病患者应尤为重视压力性损伤的发生。

三、识别高危患者

早期识别压力性损伤高危患者有助于医务人员提高对该类患者的重视程度，从而开展有针对性的干预措施，以降低压力性损伤发生率，减少压力性损伤相关并发症的发生及减少相关医疗费用。压力性损伤高危患者有脊髓损伤患者、接受姑息治疗的患者、老年患者、重症监护室（ICU）患者、手术患者、营养不良患者、肥胖患者、有严重认知功能障碍的患者、新生儿和儿童、康复机构的患者等。临床护士对于上述高危患者，应结合当地医疗规范加强防范和管理。

新指南指出，在前往或往返于医疗机构（如在救护车上或在急诊室等待入院）的患者处于长时间不动的状态，可能有较高的压力性损伤风险，这一点在临床工作中易被忽略。故新指南在有压力性损伤风险的特殊人群中新增了"转运途中的患者"，提示医务人员应加强对转运途中的患者也可能发生压力性损伤的意识，并尽快将患者从硬板床上转移到普通病床上。

四、评估易患部位

压力性损伤好发于身体长期受压的部位，尤其是缺乏脂肪保护、无肌肉包裹或肌肉薄而支撑重力多的骨突处及受压部位。根据体位不同，受压点不同，好发部位亦不相同。

仰卧位好发于枕骨粗隆、肩胛部、肘部、椎体隆突处、骶尾部、足跟。

侧卧位好发于耳部、肩峰、肘部、髋部、膝关节内外侧、内外踝。

俯卧位好发于耳、颊部、肩部、女性乳房、男性生殖器、髂嵴、膝部、脚趾。

坐位好发于坐骨结节。

五、营养评估

多项研究发现营养不良与压力性损伤发生有明显的关系。有研究者发现入院时存在营养不良的患者在住院期间患压力性损伤的概率是营养良好患者的 2 倍。营养筛查有助于早期发现存在营养不良或营养不良风险的患者，从而有针对性地开展营养干预。营养评估的内容包括身高、体重、体重指数、三头肌皮褶厚度、上臂肌围、实验室指标（白蛋白、前白蛋白、血红蛋白、氮平衡等）、食物摄入情况、皮肤营养状况等。对于存在营养不良或营养不良风险的患者，可以应用经验证的营养筛查工具进行评估。研究发现有营养筛查工具的机构更有可能实施营养筛查。MNA-SF 经证实可用于压力性损伤人群的营养筛查。对于老年压力性损伤高危患者，可用 NRS 2002 进行营养风险评估。此外，营养筛查和评估是一个动态的过程，2013 年版《中国压疮护理指导意见》建议住院期间每 3 天评估 1 次营养状况，此后每周评估 1 次。如有手术、感染等增加机体分解代谢的情况发生，则应相应增加评估次数。

六、风险评估量表的应用

压力性损伤一旦发生，治疗费用昂贵，同时还会给患者及家庭带来身心痛苦，因此对压力性损伤的预防尤为重要。压力性损伤风险评估是预防压力性损伤的第一步。尽管很多风险评估量表在临床大量应用，但目前很少有证据表明风险评估量表的使用可以降低压力性损伤的发生率，然而，风险评估量表的应用可以提高压力性损伤预防措施的强度和有效性，从而降低压力性损伤发生的风险。当使用风险评估量表时，需认识到除评估出的风险外，还有其他的风险因素，同时需重视临床判断结果，不可仅依赖风险评估量表的评估结果。此外，当为患者选用风险评估量表时，应确保选择的量表适用于该人群，对该人群是有效且可靠的。

（一）成人压力性损伤风险评估量表

目前国内临床上最常用的成人压力性损伤风险评估量表是 Braden 量表、Norton 量表和 Waterlow 量表 3 个量表。

1. Braden 量表

Braden 量表是依据压力性损伤病因概念架构拟定的，采取 3 ~ 4 分评分法对压力性损伤的 6 个临床风险因素进行评估，包括感觉能力、潮湿程度、活动能力、移动能力、营养摄取状况及摩擦力/剪切力，根据总分将压力性损伤的风险程度分为低危、中危、高危和极高危。得分越高，说明压力性损伤发生风险越低。总分为 23 分，满分表示无任何压力性损伤风险因素存在。Braden 量表对每个分值有文字性描述，这样能够保证量表分值较高的评定结果间的可信度。

2. Norton 量表

Norton 量表采用 4 级评分法对压力性损伤的 5 个临床风险因素进行评估，包括身体状况、精神状况、活动能力、灵活程度和失禁情况。得分 > 14 分者有发生压力性损伤的风险。总分为 20 分，满分表示无任何压力性损伤风险因素存在。

3. Waterlow 量表

Waterlow 量表修订于 2005 年，对 10 个临床风险因素进行评分，包括体重指数、皮肤类型、性别和年龄、营养筛查总分、失禁情况、移动能力、组织营养不良、神经功能障碍、药物使用和手术/创伤。量表对每个因素的各选项都有简要说明，得分可以评估患者是否处于发生压力性损伤的危险状态或高度危险状态或非常危险状态。得分越高，发生压力性损伤的风险越大。

（二）儿童压力性损伤风险评估量表

Braden Q 量表是目前在国内应用较广泛的儿童压力性损伤风险评估量表。它改编自 Braden 量表，包括 7 个危险因素，除 Braden 量表所包含的 6 项外，增加了组织灌注和氧合，更能有效识别儿童压力性损伤高危人群。

其他用于儿童压力性损伤风险评估的量表包括新生儿皮肤风险评估量表（NSRAS）、Waterlow 量表修改版、Starkid 皮肤量表及 Glamorgan 量表等。

七、器械相关压力性损伤

（一）DRPI 的背景与内涵

DPRI 是指体外器械产生压力而造成皮肤和/或皮下组织（包括黏膜）的局部损伤，损伤形状与器械形状一致，分为皮肤 DRPI 和黏膜 DRPI。该定义描述了损伤的原因，指由于使用用于诊断或治疗的医疗器械而导致的压力性损伤，损伤部位的模式或形状通常与所使用的设备一致（如图 4-1-1）。随着我国医疗事业不断发展，各医院医疗器械数量日益增多。医疗器械的使用，不仅有助于疾病的诊断和治疗，而且也起到了重要的监护作用，较大提高了医疗工作者的效率。然而，医疗器械的广泛使用导致皮肤与器械接

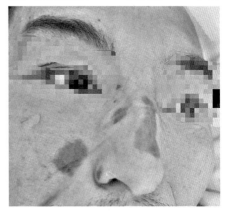

图 4-1-1　颜面部 DRPI

触部位的压力性损伤日益频发。有研究发现，DRPI 的发生率为 0.9% ~ 41.2%。一份对 34 家医院的调查发现，29% 的医院获得性压力性损伤与医疗器械相关。儿童 DRPI 占院内新发压力性损伤的 50%。在 ICU 出现压力性损伤的患者，34.5% 是由医疗器械引起的，并且使用医疗器械的患者发生 DRPI 的概率是没有使用医疗器械者的 2.4 倍。

皮肤 DRPI 的分期与压力性损伤分期一致。由于黏膜组织结构的特殊性，黏膜 DRPI 分期不能直接使用皮肤 DRPI 分期系统，而是记录实际损伤部位的名称和具体情况，如从伤口的外部特征进行相应描述。

（二）DRPI 发生的危险因素

DRPI 的危险因素包括外源性因素、内源性因素和其他因素。

1. 外源性因素

（1）摩擦力：医疗器械加大了局部摩擦力，摩擦力会破坏皮肤角质层，升高局部皮温，增加对压力性损伤的易感性。温度每升高 1℃，能够加快组织代谢并增加 10% 耗氧量。

（2）剪切力：医疗器械的使用加大了局部剪切力。如果医疗器械尺寸不合适，皮肤和深部组织产生相对位移，造成组织变形，剪切力增加，尤其是在脂肪组织较少的部位，如鼻梁、颧骨、足踝等。

（3）潮湿：皮肤过度潮湿，导致皮肤浸渍，皮肤弹性和抵抗力减退，

增加局部摩擦力和剪切力，因此 DRPI 易感性增加。

（4）器械材质：质地硬、刚性器械或柔韧度较差的器械易引起 DRPI。

（5）器械使用时间：医疗器械长时间使用，局部压力增加易导致 DRPI。9.3 kPa 的压力持续 2 小时可引起不可逆的细胞变化，产生组织损伤。器械使用时间越长，DRPI 发生的风险越高。有研究发现，器械使用每增加 1 天，DRPI 发生风险增加66%。

（6）器械使用方式：医疗器械叠加使用，DRPI 发生风险增加。患者每多使用 1 种医疗器械，DRPI 发生风险增加2.4倍；医护人员常穿戴多种防护用品，如口罩、护目镜、医用帽子等，发生 DRPI 风险更高。

（7）营养不良：营养不良的患者皮下脂肪减少、低蛋白血症导致组织水肿、机体抵抗力下降、皮肤屏障功能减弱，均增加 DRPI 的发生风险。

2. 内源性因素

（1）感觉运动障碍：机体感知觉下降，身体对局部不适的反应能力受限，增加 DRPI 的发生风险。

（2）循环障碍：肢体或局部血液循环不良，组织氧和不足，代谢状态发生改变，增加 DRPI 的发生风险。

3. 其他因素

其他因素包括：护理环境，临床工作者的技能水平，医护人员相关知识缺乏导致对 DRPI 的认识不足、评估与处理不到位，护理人员制度落实不到位导致交接班不严格，多学科合作不足，非护理人员参与度较低等。

（三）DRPI 风险评估工具

风险评估是预防患者 DRPI 发生的关键。在进行风险评估时，应认识到所有使用医疗器械的患者都有发生 DRPI 的风险。应将压力性损伤风险评估工具作为识别皮肤变化的诊断工具，并根据评估结果及时进行皮肤处理。除了常用的 Braden 量表、Norton 量表和 Waterlow 量表 3 个量表外，压力性损伤风险评估量表开发与利用集中的 ICU、手术室还使用 ICU DRPI 风险评估量表，其总分为6～23 分，分值越低，发生 DRPI 风险越大。目前国内外尚缺乏针对医护人员 DRPI 风险的专用工具。建议参考 Braden 量表，并结合 ICU 患者 DRPI 风险评估量表内容，评估医护人员 DRPI 发生风险。在临床工作中要重点保护长期使用医疗器械的患者，要重点关注使用医疗器械患者鼻部、脸颊部、额部、耳郭后部等部位皮肤情况。

（四）与 DRPI 有关的器械

大多数与患者皮肤接触和/或穿过患者皮肤的器械均可能使患者暴露

于 DRPI 风险中。常见的与 DRPI 相关的医疗器械如下。

1. 呼吸相关装置

呼吸相关装置包括普通鼻导管、高流量鼻导管、无创通气面罩、气管插管导管、气管切开导管等。

2. 尿便相关装置

尿便相关装置包括导尿管、便盆、马桶座等。

3. 支撑和固定装置

支撑和固定装置包括颈托、约束装置、夹板、矫形固定器、头部支撑装置等。

4. 喂养与营养相关装置

喂养与营养相关装置包括鼻胃管、口胃管、鼻肠管、经皮内镜下胃造瘘管等。

5. 患者监测装置

患者监测装置包括血氧饱和度探头/脉搏血氧夹、血压袖带、心电图线路、脑电图电极和配线、体温探头/传感器等。

6. 治疗装置

治疗装置包括透析涉及的套管和管道、负压伤口治疗设备和管道、主动脉内球囊反搏相关套管和管道等。

7. 假肢和矫形装置

假肢和矫形装置包括膝上和膝下假肢、膝关节矫形器、踝足矫形器等。

（五）DRPI 的防治策略

1. 评估

根据患者的个体风险，每天或更频繁地进行全面皮肤评估。对于使用器械的患者，每天至少检查 2 次器械下皮肤情况。每次交班时注意交接患者皮肤情况，确保护理的连续性。避免在已经发生过或当前有压力性损伤的部位上使用器械。

2. 健康教育

健康教育对象包括临床工作者、患者、家属、护工等所有相关人员。对于患者、家属及护工，应告知注意患者个人物品带来的风险，同时应移除遗留在患者和支撑面之间的物品，当患者因佩戴器械造成不适或疼痛时应通知医护人员，如病情允许，应移动或调整器械。

3. 支持与合作

首次应用器械时，应严格按照说明书操作，同时询问上级或其他经验丰富的人员以防发生 DRPI。告知相关人员与器械有关的风险，将 DRPI 预防纳入现有的护理措施中。除临床工作者外，还应与器械制造商合作、沟通，反馈器械在实际应用中存在的问题以促进其改进。

4. 器械护理

选择正确、合适尺寸的医疗器械。佩戴大小合适的医疗器械，并调整合适的松紧度，避免使用易导致过敏的产品。使用器械过程中可使用预防性敷料，包括泡沫敷料、透明薄膜敷料、水胶体敷料等。

5. 培训

教授护士如何正确地使用器械和进行皮肤损伤的预防，使护士深入了解 DRPI 发生的原因、患者评估和器械正确使用方法，提高护士对 DRPI 高风险患者的风险评估能力。如将 DRPI 相关培训知识作为院内继续教育学分课程内容、组织院内培训、进行护士长抽查、在重点科室进行情景演练等。

6. 记录与监控

详细记录患者使用器械部位皮肤情况，科室成员沟通患者诊疗计划。科室和护理部应定期组织人员进行 DRPI 横断面调查，以监测其现患率。制定 DRPI 报告标准，包括 DRPI 分级、DRPI 的解剖位置、DRPI 的大小和形状、涉及的器械类型、器械使用方法及固定方法、器械使用过程中运用的 DRPI 预防策略等。

7. 临床评价

在器械应用过程中，应考虑进行临床评价，评价器械是否能够预防DRPI，同时还可以建议器械制造行业在器械设计中考虑对 DRPI 的预防。此外，应对干预效果进行评价，优选效果更好的措施应用于临床，以提高预防效果。

第二节　压力性损伤的预防

绝大多数压力性损伤是可以预防的，但并非全部。精心、科学地护理，可以将压力性损伤的发生风险降到最低程度。压力性损伤的预防可以从减轻压力、摩擦力、剪切力，避免皮肤处于过度潮湿的环境，改善营养及全身状况等方面入手。

一、体位的安置与变换

身体某部位持续受压会导致局部缺血，进而促进压力性损伤的发生。在正常情况下，持久压力造成的损伤产生的疼痛会促使患者改变体位。但是有一部分患者由于意识丧失、感觉功能减弱或移动能力受损等原因，无法自主改变体位。不能变换体位是导致压力性损伤发生的一个重要原因。因此，合理安置高危患者体位，并协助患者定时改变体位是预防压力性损伤发生的必要措施之一。改变体位有利于维护患者的舒适度和机体功能，同时也提供一个护士与患者进行交流及密切观察皮肤一般状况的机会。目前还缺乏改变体位最佳时间的证据，NPIAP/EPUAP/PPPIA 循证指南建议应根据患者的组织耐受程度、活动及移动能力、健康状况、治疗目标及舒适度等来决定翻身的频率，同时需考虑患者所使用支撑面的类型。以下就不同体位的安置要点加以说明。

（一）卧位

对于长时间卧床、无法自行翻身的患者，至少每 2 小时协助其改变体位，尽量将患者安置于左右交替的 30° 侧卧位，因此体位接触面压力最小，而尽量避免 90° 侧卧位，因此体位接触面产生的压力最大。侧卧位 90° 时，股骨大转子所受压力为 55～95 mmHg。可用 30° 体位垫或枕头支撑背部。如患者无法耐受其他体位，也可采用俯卧位。当协助患者变换体位时，应避免拖拽患者，尽量将其抬起，有条件者可应用辅助设备。

此外，当患者躺在床上时，床头抬高的角度须小于 30°，以避免剪切力的产生。若因病情需要，必须抬高床头超过 30° 或半坐卧位时，先抬高床尾至一定高度，再抬高床头，避免在骶尾部形成较大的剪切力。没有条件抬高床尾时，可在臀部下方垫一支撑物，如软枕。

平卧位时，足跟所受压力为 50～94 mmHg，因此，卧位时避免足跟压力性损伤是至关重要的。最好的预防方法是用枕头或泡沫垫将小腿全部垫起，避免出现高压区域，尤其是跟腱下面的部位。应使膝关节处于稍弯曲的状态，以避免腘静脉受压，进而增加深静脉血栓（DVT）的风险。也可使用特殊设计的足跟托起装置，但使用需谨慎，并严格按照说明书使用，并定期摘除足跟托起装置以评估皮肤的完整性。

（二）坐位

虽然压力性损伤常发生于卧床患者，但研究表明坐位、半卧位时组织承受的压力大于卧位。坐在没有坐垫的椅子上，坐骨结节所受的压力为 300～500 mmHg。因此，在患者病情允许时，应避免长时间将其置于坐位、半卧位。对于长期坐轮椅的患者，应尽量减少其在没有减压措施下保持坐姿的时间。为坐轮椅或椅子的患者调节座椅靠背至合适的角度，防止其从椅子或轮椅上向前滑落，调整踏板和扶手，以维持合适的姿势，有利于压力重新分配，减轻坐骨的压力。同时应确保双足得到合适的支撑。

二、支撑面的应用

支撑面是指用于压力重新分布的特殊装置，其设计理念在于管理组织负荷、微环境和/或其他治疗功能，包括普通床及床垫、各种气垫床及床垫、高规格泡沫床垫、羊皮制品、枕头、轮椅坐垫等。支撑面通过增大与人体的接触面积或改变与人体的接触位置和接触时间，从而降低皮肤接触面的压力。

支撑面主要有两类：主动（交替压力）支撑面和被动（持续低压）支撑面。主动（交替压力）支撑面是指使用机械方法在一个循环周期内产生可变换压力的支撑面。该支撑面通过周期性改变气房的压力，使身体的各个部位能够承受更多的压力负荷。被动（持续低压）支撑面根据患者的体型来塑形，从而在更大的接触面上重新分配躯体重量。目前，为不同患者选择合适支撑面的临床证据很少，临床人员在为患者选择支撑面时需考虑到患者一般情况、环境、设备特点及经济承受能力等因素。需要指出的是，即使患者使用了支撑面，但仍需要定期为患者改变体位，体位变化的频率取决于所用支撑面的种类。

三、皮肤保护

保持皮肤的完整性和微环境处于良好状态，有利于增强皮肤对压力的耐受性。因此，保护皮肤是预防压力性损伤和皮肤破损的首要措施。保护皮肤首先要考虑的是消除压力、摩擦力、剪切力和潮湿刺激。措施包括使用局部减压产品、正确搬运患者、清洁皮肤及使用皮肤保护产品等。应用合适的搬运技巧给患者安置体位及进行搬运，协助患者翻身、更换床单及衣服时，一定要抬起患者的身体，避免拖、拉、拽等动作，以免形成摩擦力而损伤皮肤。在皮肤被污染后，特别是患者失禁时，应及时清洁皮肤，注意用力轻柔避免损伤表皮，同时避免用刺激性清洁剂和消毒剂清洁皮肤，以免引起皮肤 pH 值升高而增加损伤的风险。此外，对于失禁患者，可应用皮肤保护剂保持皮肤的完整性，从而预防压力性损伤和失禁性皮炎的发生。

四、营养支持

营养不良既是导致压力性损伤发生的原因之一，也是直接影响压力性损伤预后的因素。因此，对压力性损伤高危人群进行营养筛查并积极采取营养干预是预防压力性损伤发生的重要环节。当患者存在压力性损伤风险及营养不良风险时，需要营养师、营养专科护士、医生等共同会诊，制订合理的个性化营养支持方案，并监测和评价营养支持效果。对于压力性损伤高危患者，除了提供常规饮食外，还要提供高蛋白口服营养制剂，当患者经口进食不便或者不能经口进食时，需给予肠内（管饲）和肠外（通过消化道外的途径供给）营养。

五、敷料使用

近年来，应用敷料预防压力性损伤，尤其是 DRPI 越来越受到重视。国内外研究均证明，在压力性损伤高发部位使用预防性敷料联合常规护理能有效减少高风险患者压力性损伤的发生。2014 年发布的第二版《压疮预防和治疗：临床实践指南》建议，考虑在经常受到摩擦力与剪切力影响的骨隆突处（如足跟、骶尾部）应用聚氨酯泡沫敷料预防压力性损伤。选择预防性敷料时需考虑敷料控制微环境的能力、应用及移除的容易程度、与解剖部位是否伏贴及尺寸是否合适等因素。各种预防性敷料的性质和作用各异，因此需选择符合患者个体情况的敷料。在应用预防性敷料时，要继续采取其他预防措施，同时需定期对皮肤进行全面评估。

第三节　压力性损伤的伤口护理

减轻局部压力、选择合适的支持面、增加患者营养既是预防压力性损伤的有效措施，同时也是避免压力性损伤伤口恶化的必要手段。因此，压力性损伤的处理除了继续做预防措施外，还应结合压力性损伤的分期、护理评估结果、患者主观意愿、患者经济状况及可利用的资源等因素综合考虑。随着伤口湿性愈合理论及伤口床准备研究的不断深入、各种新型敷料的不断研制等，压力性损伤伤口的处理不再是简单的换药，而是一系列复杂的护理活动，包括压力性损伤的评估、伤口清洗、伤口清创、敷料的选择与应用、疼痛管理、营养支持、感染控制等多方面。

一、压力性损伤的评估

全面评估压力性损伤有助于制订最合理的管理计划及对伤口愈合情况进行连续监测。压力性损伤患者在入院时即应进行评估，以后至少每周或当愈合状态发生变化时进行全面评估。压力性损伤评估的内容包括压力性损伤的位置、伤口的大小和深度、伤口渗液、伤口床情况、伤口边缘及周围皮肤状况、窦道、伤口潜行或腔隙、伤口有无感染、伤口气味及疼痛和不适的程度等。此外，评估还应包括患者的全身因素，如有无现存或潜在的慢性系统性疾病、全身营养状况、是否长期服用糖皮质激素或免疫抑制剂、是否正在进行放疗或化疗、是否存在低蛋白血症、组织血流灌注情况、神经系统损害情况等。应用有效的压力性损伤愈合评估量表有助于全面、一致地评估和监测压力性损伤伤口的愈合情况。目前，经临床验证的压力性损伤愈合评估量表有压力性损伤愈合量表（PUSH）、Bates-Jensen伤口评估工具（BWAT）和 Sessing 量表等。

二、伤口清洗

清洗伤口可以有效去除伤口渗液和代谢废物，减少细菌数量，从而创造有利于伤口愈合的环境。每次更换敷料时都需要清洗压力性损伤伤口及伤口周围皮肤，清洗伤口时应尽量减少对健康肉芽组织的损伤。2009 年发布的《压疮预防和治疗：临床实践指南》和 2010 年美国伤口、造口、失禁护理协会更新的压力性损伤预防和处理指南均建议用饮用水、蒸馏水、冷开水或无菌生理盐水清洗压力性损伤伤口，同时提出使用冲洗的方式更好。尽量避免使用皮肤清洁剂或杀菌剂清洗压力性损伤创面。对于有坏死组织、确诊感染、疑似感染或疑似细菌定植的创面可用含有表面活性剂和/或抗菌剂的清洗液清洗，但仍需用无菌生理盐水冲洗干净。

三、伤口清创

清创是伤口处理的关键技术之一，通常是指去除伤口中失活或感染组织、异物及愈合不良组织，为伤口接受治疗提供有利条件，其原则是减少对正常组织的损伤，促进组织修复和伤口愈合。目前常用的清创方法有外科清创、保守性锐器清创、自溶清创、酶学清创、机械清创和生物清创。每种清创方法都有其优缺点和局限性，通常我们需要联合应用几种清创方法，以达到去除伤口中失活组织，同时尽量不损伤健康组织，从而促进伤口愈合的目的。新指南强调除非创面出现感染，否则不要破坏缺血型四肢和足跟部的稳固、坚硬、干燥的焦痂，也强调需清除失活的组织和疑似或已确认的生物膜，持续清创直至创面覆盖新的肉芽组织。

当有清创指征时，我们需考虑以下情况再选择清创方法，如患者自身情况（包括疼痛、血管情况及出血风险），治疗目标，坏死组织的类型、数量及部位，患者的喜好，可用的资源等。此外，清创往往伴有疼痛的发生，因此在清创前需进行疼痛评估，并给予适当的镇痛措施。

四、敷料的选择与应用

随着湿性愈合理论的提出，各种新型敷料应运而生。据不完全统计，目前市场上已存在超过 2 400 种敷料，常用的有薄膜敷料、水胶体敷料、水凝胶敷料、泡沫敷料、藻酸盐敷料、软聚硅酮敷料、含银敷料等，每种敷料都有其各自的优缺点和适应证。伤口敷料的选择及应用需基于伤口床的情况、伤口周围皮肤状况及压力性损伤患者伤口的护理目标，同时还要符合当地医疗机构的规定和生产厂商的推荐意见。每次更换敷料时应评估压力性损伤伤口情况及敷料选择的适当性，根据情况调整敷料的种类。

新指南建议对非感染的 2 期压力性损伤使用水胶体敷料、水凝胶敷料或聚合物敷料；对伴有少量渗出液的 3 期或 4 期压力性损伤使用水凝胶敷料；对伴有中等量渗出液的 3 期或 4 期压力性损伤使用藻酸钙敷料；对伴有中等量/大量渗出液的 2 期或更高分期的压力性损伤使用泡沫敷料。在不能使用新型伤口敷料时，据湿性愈合理论，应使用湿润的纱布保持伤口湿润环境，并用半透膜敷料固定纱布。此外，对于 3 期或 4 期压力性损伤，可以考虑应用负压伤口治疗技术。

五、疼痛管理

压力性损伤为患者带来最直接的影响是伤口疼痛。疼痛程度与压力性损伤的严重性与分期、敷料的更换、伤口敷料的类型、伤口清洗技术等多种因素有关。疼痛不仅会导致伤口愈合延迟，增加医疗费用，同时还能从生理、心理及社会等方面给患者造成严重不良影响。因此，护理人员应积极关注压力性损伤相关的疼痛，定期、规范地为所有压力性损伤患者进行疼痛评估。为患者选择一个经临床验证的适当的疼痛评估工具可以增加评估的准确性，用于成人的疼痛评估工具有 VAS、FPS 等。新指南建议非药物治疗可以作为减轻压力性损伤疼痛的首要方法，包括与患者交谈、冥想法和音乐疗法等，必要时可考虑使用阿片类药物处理伤口处的急性疼痛或定期使用镇痛药控制疼痛。目前针对压力性损伤相关性疼痛使用全身镇痛药的相关研究较少，可以参照 WHO 提出的三阶梯镇痛疗法，规律应用镇痛药。此外，有研究显示使用接近人体温度的伤口清洗液有利于减轻疼痛。在更换敷料时，动作要轻柔，避免引起疼痛，同时尽量选择更换时引起的疼痛相对较轻的敷料。

六、压力性损伤治疗的其他措施

对压力性损伤的治疗措施还包括生物敷料、生长因子的使用，生物物理学治疗和手术治疗等。在生物敷料措施中，新指南指出对难愈合的压力性损伤可以使用胶原蛋白敷料，以提高治愈率，减轻伤口炎症。但是胶原蛋白敷料是动物产品，使用时需考虑个人意愿，同时其不适用于有干结焦痂的压力性损伤。在生物物理学治疗措施中，建议实施脉冲电流电刺激促进顽固的 2 期、3 期或 4 期的压力性损伤的愈合，但根据临床护理情况，脉冲电流电刺激可能不是治疗的首要方法，且该方法应由经过培训的专业人员操作或者监督。

七、压力性损伤临床处理原则

（一）1 期压力性损伤

此期应加强护理措施，增加翻身次数并监测皮肤变化状况，避免发红区域继续受压，同时避免摩擦、潮湿及排泄物对皮肤的刺激，加强营养以增加皮肤抵抗力，发红区域不可加压按摩，以免加重缺血缺氧。可以应用泡沫敷料或水胶体敷料置于皮肤发红区域或骨突处，以减轻皮肤发红区域或骨突处的压力、摩擦力和剪切力。还可以应用液体敷料治疗此期患者。

（二）2 期压力性损伤

此期除继续加强上述措施外，当有水疱时，未破的小水疱要减少摩擦，防止破裂感染，使其自行吸收；大水疱可在无菌操作下用注射器抽出水疱内液体，保留疱皮，再用无菌敷料覆盖。对于开放性伤口，根据渗出液的多少选择敷料，如渗液较多时可选用藻酸盐敷料，渗液较少时可选用水胶体敷料。

（三）3、4 期压力性损伤

3、4 期压力性损伤的创面通常有较多坏死组织覆盖，因此首先需充分评估伤口情况，根据坏死组织的特点选择合适的清创方法，少量多次清除坏死组织，直至清除干净。根据不同愈合时期渗液的特点合理选择敷料，维持伤口局部适度湿润的环境，促进肉芽组织生长，同时需注意保护伤口周围皮肤。当伤口存在感染或可疑感染时，需留取分泌物或组织进行细菌培养加药敏试验，根据结果合理选用抗生素。此时可先选用合适的消毒剂清洗伤口，再用无菌生理盐水清洗干净。3、4 期压力性损伤伤口经常伴有伤口潜行和窦道，此时需仔细评估伤口潜行的范围及窦道的深度。根据伤口潜行的范围和窦道的深度及渗出情况选用合适的敷料进行填塞和引流，填充敷料要尽量接触到伤口潜行或窦道的基底，同时还要避免填塞过紧。可以考虑应用一些辅助治疗措施如生长因子、负压吸引技术等提高顽固性 3、4 期压力性损伤的愈合率。经保守治疗无效的 3 期或 4 期压力性损伤患者，或者希望伤口更快愈合的患者，应评估其手术治疗的需要，必要时需采取外科手术治疗。

（四）不可分期压力性损伤

此期缺损涉及皮肤全层，但溃疡的实际深度完全被坏死组织和/或焦痂所掩盖，无法确定其实际深度，因此需彻底清除坏死组织/焦痂以暴露伤口床。清创方法的选择需基于患者自身情况（包括疼痛、血管情况及出血风险）、伤口特点、清创者专业水平及安全性方面的考虑，其余处理可以参照3、4期压力性损伤处理方法。在对下肢严重压力性损伤进行清创前，需进行全面的血管评估，排除动脉供血不足。足跟部稳定的焦痂（干燥、附着紧密、完整且无红肿或波动感）相当于机体天然的生物覆盖物，不应该被清除。

（五）深部组织损伤期压力性损伤

此期需加强护理措施，避免局部皮肤继续受压，避免剪切力和摩擦力的发生，同时密切观察局部皮肤的变化情况。当局部皮肤完整时，需加以保护，可以给予液体敷料改善局部皮肤营养，促进组织修复，避免按摩。如出现水疱可按2期压力性损伤处理。如出现较多坏死组织或暴露深部组织，可按3、4期压力性损伤处理。压力性损伤是局部和全身因素综合作用所引起的皮肤组织变性、坏死的病理过程，因此需做到积极预防，一旦发生需采取以局部治疗为主、全身治疗为辅的综合防治措施。临床医护人员只有充分认识到压力性损伤的危害，了解其病因及发展规律，掌握其防治技术，才能有效地做好压力性损伤的防治工作。

第四节　护理案例分析

一、病史简介

患者，男，75岁，因"腰背部疼痛10$^+$天"入院，确诊为多发性骨髓瘤，由急诊收入血液内科继续治疗。入院后诊断为：多发性骨髓瘤，肾衰竭，低蛋白血症，肺部感染。入院后经过BD方案（采用硼替佐米联合地塞米松）化疗，辅以护胃、保肝、抗感染等治疗后，效果不佳。治疗后出现高尿酸血症，于是启动规律的血液透析治疗。患者心累、气紧明显，予以安置床旁心电监护。由于患者食欲缺乏、全身乏力，以及安置床旁心电监护、行血液透析治疗等原因，长期卧床休息；由于心累、气紧明显，长期处于强迫半卧位；由于腰背部疼痛，翻身依从性很差。在患者病情变化过程中，第一次使用Braden量表进行压力性损伤风险评估，得分为14分，属于中度危险；第二次使用Braden量表进行压力性损伤风险评估，得分为12分，属于高度危险，并且进行难免压力性损伤风险申报。患者骶尾部皮肤逐渐发红，压之不褪色，到早上交接班时发现骶尾部有一处3 cm×4 cm局部皮肤破损，并逐渐扩大至5 cm×6 cm，可见腐肉，并伴有少量黄色分泌物，见附图1。

二、护理措施

（一）评估

1. 全身评估

患者高龄，长期卧床且处于强迫半卧位，低蛋白血症，依从性较差，诊断为多发性骨髓瘤，腰背部疼痛以及贫血、乏力，自主活动能力大大下降，生活自理能力有重度依赖性，这些都是影响压力性损伤伤口产生的因素。

2. 局部伤口评估

患者骶尾部皮肤破损最大为 5 cm×6 cm，可见腐肉，并伴有少量的黄色分泌物，为 3 期压力性损伤。

（二）伤口清洗

用无菌生理盐水清洗伤口周围皮肤和伤口。

（三）敷料选择

清洗伤口后，内层予以银离子藻酸盐敷料覆盖，外层予以水胶体敷料覆盖。

（四）健康教育

向患者及家属强调翻身对于预防和治疗压力性损伤的重要性和必要性，取得患者和家属的支持与配合。

三、护理体会

压力性损伤伤口的护理是一系列复杂的护理活动，而血液系统疾病的患者在骨髓抑制期伤口愈合缓慢，还可能加重感染，故在处理伤口前首先需进行综合评估，明确影响伤口愈合的全身因素、伤口局部情况（包括伤口深度、面积、渗液情况、有无感染、伤口边缘情况、有无伤口潜行和窦道、伤口周围皮肤状况等），从而明确伤口的分期和严重程度，制订有针对性的护理措施，如选择合适的清创方法和敷料。定期评估伤口愈合情况，可根据伤口需要更改处理方案。加强基础护理，防止压力性损伤部位继续受压以及其他部位发生压力性损伤。此外，血液系统疾病患者本身疾病的治疗对伤口愈合起到重要作用。

第五章

血液系统疾病患者皮肤软组织感染的护理

第一节　皮肤软组织感染

　　血液系统疾病患者由于疾病本身的免疫缺陷和反复化疗所致的中性粒细胞缺乏，吞噬能力减弱，防御功能低下，极易发生感染，甚至发生败血症而引起死亡。其中皮肤软组织是常见的感染部位之一，占院内感染10.9%。血液系统疾病患者皮肤软组织感染部位可涉及全身各处皮肤，临床表现各异，以鼻面部、肛周感染多见。感染类型可分为蜂窝织炎、脓肿、溃疡、痈、丹毒等。

一、临床表现

　　鼻面部感染首先表现为鼻面部肿胀，按之疼痛，鼻塞，鼻腔黏膜弥漫性充血、水肿，继而鼻黏膜糜烂，颜面部肿胀加重，鼻部皮肤颜色由红逐渐变为深红、黑，甚至波及半个脸颊，如附图2。鼻部正处于面部三角区，血管、神经丰富，一旦感染，易继发颅内感染，尤为危险。

　　肛周感染是直肠肛管周围软组织内或其周围间隙发生的急性化脓性感染，肛周脓肿和肛瘘是肛周感染不同病理阶段的临床表现，如附图3。由于肛周温暖潮湿，且易受大小便反复污染，故肛周感染具有发病率高、复发率高、死亡率高的特点。同时90%肛周感染的患者会感受到不同程度的肛周疼痛，对患者的生活质量产生严重的影响，还可能延误治疗时机，延长住院时间，增加住院费用。

　　其他部位的皮肤软组织感染可表现为四肢、臀部（如附图4）、腰背部、外阴等部位感染。

二、评估危险因素

　　引起血液系统疾病患者皮肤软组织感染最主要的危险因素是骨髓抑制诱发中性粒细胞缺乏，也是血液系统疾病患者院内感染发生率远高于其他实体肿瘤患者的主要原因。因为中性粒细胞是机体抵抗感染的第一道防御屏障，具有吞噬外来病原菌的功能，当中性粒细胞严重缺乏时易发生各种病原菌的感染，且中性粒细胞缺乏持续时间越长，越容易发生感染，抗感染治疗效果不良的风险越高。营养不良、疾病未缓解、放化疗、糖尿病史、免疫抑制剂及糖皮质激素使用史、未入住层流生物洁净病房、粒细胞缺乏程度、粒细胞缺乏持续时间等是导致血液肿瘤患者发生皮肤软组织感染的共同危险因素。此外，各部位皮肤软组织感染还有特异性危险因素。

（一）鼻面部感染的特异性危险因素

1. 鼻面部基础疾病

鼻炎、鼻窦炎、上颌组织炎症等即使治愈，在骨髓抑制期，由于患者免疫力低下，感染灶仍然容易复发。

2. 供氧装置的使用

鼻面部脂肪组织薄弱，使用加压吸氧、无创呼吸机辅助呼吸的患者，长期受吸氧面罩压迫，极易导致局部发生 DRPI；皮肤完整性受损，由于治疗需要，愈合困难，感染风险增加；气管插管、气管切开的患者，呼吸道屏障被破坏，为细菌入侵创造了条件。

3. 肿瘤细胞浸润

结外 NK/T 细胞淋巴瘤最常累及鼻腔和鼻咽部，可以表现为鼻部黏膜肿胀、溃疡，出现假膜、痂皮、脓性分泌物，病变可累及颌窦、多个鼻窦、眶内、骨质等，直接导致鼻面部局部感染，甚至发生坏死、缺如。

4. 口腔黏膜炎

口腔护理是减少和预防真菌感染的重要环节。发生口腔黏膜炎，局部黏膜破损，口腔正常的分泌和清洁功能降低或丧失，局部 pH 值发生变化。潮湿、温暖、偏酸的环境是真菌繁殖的良好条件，当口腔 pH 值呈酸性时，真菌生长概率明显增高，增加了鼻咽部感染风险。

（二）肛周感染的特异性危险因素

1. 性别

有研究者认为男性患者较女性患者更容易忽视个人卫生尤其是肛周的清洁，发生肛周感染风险高，但是女性受月经影响，同样增加了肛周感染的概率。

2. 年龄

高龄患者身体功能退化、抵抗力下降、肿瘤长期消耗、营养吸收不足，可能导致肛周感染发生概率更高，但是在临床护理中应该注意，由于肛周部位隐匿，部分中青年患者很少向医护人员提及肛周问题，减少了对肛周的观察，错过了最佳的干预时期，反而增加了肛周感染发生的危险。

3. 疾病种类

急性髓系白血病患者在化疗后更容易残留白血病细胞，发生肛周感染风险较其他血液系统疾病患者高。

4. 肛周基础疾病

有痔疮史、肛周感染史、肛裂史是血液肿瘤患者化疗后肛周感染的危险因素。化疗后乏力、患者卧床休息时间延长、排便习惯改变、化疗药物引起的胃肠道反应、止吐制酸药的应用、饮食结构的改变等因素造成患者排便困难、腹压增加，使原有的痔疮或者肛裂破裂出血，为细菌入侵提供机会。发生过肛周感染的患者，虽然治愈，但病灶局部可能存在耐药菌，当化疗导致中性粒细胞减少时，肛周感染极有可能复发。

5. 白细胞计数 $< 1 \times 10^9/L$

由于绝大部分化疗药物有骨髓抑制作用，故血液肿瘤患者在化疗后1~2周进入"低谷期"（化疗后骨髓抑制最严重的时期），越早出现白细胞降低，表示骨髓抑制越严重，化疗后更容易发生感染。血液肿瘤患者骨髓造血功能受损，当白细胞计数 $< 1 \times 10^9/L$，淋巴细胞计数下降，甚至无法正常计数时，机体免疫功能紊乱，感染风险增加。

6. 大便情况

便秘时大便干结，干硬大便与肛周黏膜接触，易使肛周黏膜受到机械性损伤，局部肛裂是肛周感染的重要原因之一。大便长期堆积，肛周静脉回流受阻，影响肛周局部血液循环，容易引起肛周撕裂、肿胀、疼痛。正常的大便为中性、弱酸性或弱碱性，腹泻时大便呈强酸性或强碱性，由于大便持续污染与刺激，肛周潮湿，反复擦拭肛周，更容易引起肛周皮肤破损、糜烂，增加了肛周感染的发生率。

（三）其他局部皮肤感染的特异性危险因素

侵入性操作导致皮肤完整性受损，为细菌入侵提供机会；输注强酸性、强碱性药物或者化疗药物，导致局部静脉炎、渗透性损伤；医务人员未严格落实消毒隔离制度，导致交叉感染；操作中未严格落实无菌操作、抗生素的过度使用，导致菌群失调等，均增加了血液系统疾病患者发生皮肤软组织感染的风险。

三、预防措施

（一）手卫生

既往研究报道，医务人员的手传播细菌所致医院感染约占所有医院感染的30%，所以在临床工作中要严格落实手卫生，正确有效地洗手可祛除手上99%的暂住菌；严格遵守消毒隔离制度，能有效预防患者、家属及工作人员之间的交叉感染和医源性感染。

（二）环境管理

严格限制探视人员和探视时间，进行全环境护理。全环境护理是针对感染风险较高的患者基于环境方面而制定的护理模式。对于极易发生感染的血液肿瘤患者，尤其是将化疗后的患者，可安置于百级层流生物洁净病房。

1. 病室清洁与消毒

护士每日使用有效氯浓度为 0.05% 的消毒剂擦拭医用设备、病床、餐桌、床旁椅、墙面等。

2. 患者自身及用物管理

每日常规清洁口腔、肛周，使用的物品均需要擦拭或者经紫外线照射消毒，衣物可在高压蒸汽灭菌后使用。

3. 医务人员管理

进入层流生物洁净病房前穿无菌隔离衣、戴帽子、佩戴医用外科口罩，严格落实手卫生，在患者进行治疗期间严格控制进入层流生物洁净病房人数、次数。百级层流生物洁净病房的应用为控制感染提供了基础条件，高质量的化疗治疗环境是降低化疗期患者感染的关键。

（三）规范抗生素的使用

抗生素的过度使用使菌群失调，增加感染发生率。在治疗过程中，应及时送检标本，并根据病原学实验和药敏试验规范调整抗生素的使用，缩短使用时间，从而减少耐药菌的产生。

（四）严格落实无菌操作

严格落实无菌操作，加强基础护理工作的质控，强化无菌观念，严格执行无菌操作规程，加强环节质控。

（五）减少侵入性操作

尽量减少侵入性操作，避免频繁更换管道和引流袋，缩短留置管道的时间。

（六）营养支持

营养支持在血液系统疾病患者的治疗过程中起着举足轻重的作用，决定着患者的功能状态，营养状况好的患者治疗的耐受性高，整体预后较好，营养不良将增加患者感染的机会、治疗的毒副作用和治疗的费用。鼓励患者进食高蛋白、高能量、富含维生素、高温煮熟的食物，必要时可以通过营养科会诊为患者定制营养餐，若患者进食困难，还可通过静脉补充营养液。通过合理的饮食干预，可以改善患者的营养状况，有助于提高患者的免疫力。

四、护理措施

（一）鼻面部感染预防处理措施

（1）当使用呼吸机等医疗器械时，注意受压部位皮肤保护，局部贴泡沫敷料，观察受压部位皮肤变化，注意更换受压部位，避免局部皮肤损伤。保持给氧装置清洁，定期更换。

（2）放化疗前控制鼻面部基础疾病。

（3）使用液状石蜡或者鱼肝油涂抹鼻黏膜，以减轻鼻黏膜干燥不适。

（4）当眼部感染时予无菌生理盐水于眼部冲洗 4～6 次/天，用氧氟沙星眼药水滴眼，无菌纱布覆盖。

（5）当鼻面部出现分泌物时，进行分泌物细菌培养，根据培养结果及药敏试验，针对不同菌群遵医嘱及时调整用药，进行全身联合抗感染。

（6）加强对鼻唇部护理，随时观察鼻唇部分泌物及结痂处的颜色、气味，使用无菌生理盐水清洗分泌物 4～6 次/天，红霉素软膏涂抹鼻唇部 3 次/天。

（7）鼻唇部的坏死、畸形给患者带来严重的心理负担，应指导患者佩戴口罩掩饰面容，告知患者等病情恢复后可以通过鼻唇部整形来恢复容貌，安慰患者外貌的缺陷不会影响其与家属、朋友之间的感情。

（二）肛周感染预防处理措施

1. 严密的肛周观察

肛周部位隐匿，是最容易忽视的查体部位。在血液系统疾病患者入院后应常规进行肛周局部检查，每天认真倾听患者主诉，或者询问患者肛周情况，成立护理质量管理小组，建立患者肛周管理档案，详细记录患者肛周局部情况变化，根据患者实际情况制订科学的护理方案，及时进行肛拭子细菌培养，为医生用药提供第一手有力的证据。严密的肛周观察，能够及早发现肛周感染的迹象，避免错过最佳的干预时间，还能有针对性地进行处理，缩短病程，加快局部创面愈合。

2. 肛周清洁

肛周清洁与干燥是血液系统疾病患者肛周护理的基础，在病情允许的情况下，每日早晚以及大便后进行肛周清洁，需充分暴露臀部及肛周，以便干燥，忌肛周潮湿。

3. 肛周坐浴

（1）高锰酸钾坐浴：高锰酸钾作为最早应用于血液肿瘤患者的肛周坐浴液，具有杀菌、消炎的作用，但长期坐浴可能引起脱皮、皮肤粗糙、皮肤干裂等并发症，同时高锰酸钾溶液如果放置过久，或者储存环境不当会丧失治疗效果，现在临床使用较少。

（2）中药坐浴：坐浴液一般由各个医院中医科医生根据患者情况开方熬制而成，虽然制作过程复杂，但是可明显缩短患者的创面愈合时间，减少使用粒细胞集落刺激因子的时间，提高血液肿瘤患者肛周感染治疗的总有效率，是有效治疗肛周感染的措施。

（3）聚维酮碘坐浴：聚维酮碘稀释液坐浴（浓度为0.5%的碘伏消毒剂150 mL + 45℃左右的温开水3 000 mL），能降低血液肿瘤患者化疗期肛周感染的发生率，同时能减轻患者发生肛周感染的严重程度，并发症发生较少，疗效显著。聚维酮碘是一种广谱抗菌剂，对革兰阳性菌、革兰阴性菌、真菌和病毒均有很好的杀灭作用，其特点是能够穿透生物膜，而且不产生细菌耐药性。因为聚维酮碘杀菌力强，副作用小，适用范围广，价格低廉，取材方便，患者易掌握配制方法，故在临床中使用较多。

（4）盐水 + 甲硝唑坐浴：已有研究证实1.6%氯化钠溶液（25 g食盐溶于1 500 mL温开水）与0.1%甲硝唑注射液100 mL联合使用对肛周感染治疗效果最佳，患者如果有痔疮联合使用化痔栓效果更好。因为1.6%氯化钠溶液为高渗盐水，高渗透压可以使肛周感染局部水肿组织脱水，缓解疼痛，改善血液循环；高渗环境同时也破坏了细菌繁殖的环境，可以抑制病原菌生长，甚至可以使病原菌死亡，最终促进伤口愈合。甲硝唑溶液是通过抑制细菌的DNA的合成干扰细菌的生长繁殖，最终导致细菌死亡。

4. 六合丹湿敷

六合丹（由生大黄、生黄柏、白及、薄荷、白芷、乌梅、乌金散、陈小粉等组成）作为四川大学华西医院广泛使用的著名中药方剂，具有清热解毒、活血化瘀、消肿镇痛的功效，既往研证明了外敷治疗在皮肤软组织感染中具有较好疗效。对于肛周感染的患者，肛周清洁后擦干局部皮肤，将六合丹敷于患处，范围大于局部红肿直径至少1 cm，厚度为2 ~ 3 cm，然后在用新鲜的菜叶覆盖保湿后用纱布覆盖，再用胶带粘贴，防止脱落，2小时后进行清洁。皮肤破溃处禁用。

（三）其他部位皮肤软组织感染伤口处理措施

皮肤软组织感染伤口的处理按照"创面床准备"的原则。为伤口愈合而进行"创面床准备"的最佳做法包括清除不健康和坏死的组织、控制感染和减少生物负荷、维持创面的湿性平衡、对不健康的创缘进行处理。根据伤口的不同阶段，采取不同的换药方法，选用不同的敷料，促进创面愈合。

1. 清创

血液系统疾病患者出现严重的皮肤软组织感染后，一般情况差，清创风险大，且迅速溃烂的伤口易产生大量毒素，危及患者生命，需要伤口治疗师与医生反复评估各种利弊因素，向患者及家属说明清创的风险，并在签署风险知情同意书后，采用外科清创、机械清创和自溶清创相结合的方法进行，对于严重、多发的皮肤软组织感染，可以分多次进行清创。清创前使用镇痛药，在清创过程中动作应轻柔缓慢，尽量减轻患者疼痛，同时询问患者感受，观察患者呼吸、脉搏、血压的变化。

2. 敷料选择

当患者出现多处皮肤软组织感染的情况时，伤口情况不同，选择的敷料也不同，根据患者伤口基底的情况、渗液量的多少、是否存在感染、伤口部位、伤口大小等情况选择和更换敷料。可以选择的敷料有清创胶、医用生物胶、藻酸盐银离子敷料、藻酸盐敷料、水胶体敷料、大纱布垫、医用无菌纱布、普通绷带、腹带、造口底盘等。

3. 化疗期伤口处理

化疗期未愈合的皮肤软组织感染会进行性加重或恶化。化疗后处于骨髓抑制期的患者常需要1~2周的时间对骨髓造血系统进行重建。在临床工作中我们应抓住化疗间隙、患者骨髓造血系统重建这一关键时期，迅速高效处理伤口，从而促进伤口愈合。

五、健康教育

有效的健康教育，可提高患者对疾病的健康知识掌握水平、自理能力、治疗依从性、生活质量，从而减少不良事件的发生。只有对血液系统疾病患者进行多元化的健康指导，才能使其认识到皮肤软组织护理的必要性、不进行皮肤护理可能带来的风险及如何进行有效的全方位的皮肤护理，让患者和家属积极参与到防控感染的活动中来，提高患者治疗依从性，加强个人清洁，降低感染发生率。

第二节　化疗后口腔黏膜炎

口腔黏膜炎是指各种原因导致的口腔黏膜上皮组织的炎症或溃疡性病变，主要临床表现为红斑、糜烂、局部溃疡、假膜形成、局部出血并继发感染，伴发口咽疼痛、唾液减少、口干、吞咽疼痛、进食困难等症状，是血液系统疾病患者在化疗过程中常见的毒副作用之一。在接受常规剂量细胞毒性药物化疗的患者中，有 20% ~ 40% 的患者会出现口腔黏膜炎。口腔黏膜炎的发生严重影响患者语言交流、进食等，导致患者生活质量下降。此外，因口腔黏膜屏障受损，口腔定植菌易进入血管引发血流感染，从而增加血液系统疾病患者化疗期的病死率，延长患者住院时间，加重患者的经济负担。因此，对化疗期血液系统疾病患者口腔黏膜炎进行规范的护理管理至关重要。

一、评估危险因素

可以根据中华护理学会发布的《放化疗相关口腔黏膜炎预防及护理》标准中的口腔黏膜炎的风险等级来评估患者口腔黏膜炎的危险因素。

（一）患者全面评估

危险因素：女性、年龄 > 60 岁、吸烟、饮酒、佩戴义齿、口腔卫生不良、口腔 pH 值 < 6.5、口腔疾病（龋齿、牙周病等）、口干/唾液分泌不足、有营养不良的风险、营养状况不佳、脱水、疾病终末期、重度骨髓抑制、合并糖尿病和免疫缺陷病、接受氧疗、留置鼻胃管、服用靶向药物、服用双膦酸盐制剂、服用镇静药、服用阿片类药物、服用利尿剂。除此之外，对于接受化疗的血液系统疾病患者，医护人员还要评估药物相关的危险因素，如化疗药物种类及剂量、给药的途径和频率等。

（二）口腔评估

1. 对于未发生口腔黏膜炎的患者

每日评估 1 次，评估内容如下：

（1）口腔黏膜健康状况：重点评估颊部、上颚、舌侧缘、舌尖部、舌系带等好发部位的黏膜完整性、颜色和水肿情况。

（2）是否有吞咽困难。

（3）口腔黏膜炎的危险因素。

2. 对于发生口腔黏膜炎的患者

每日评估 1 次，可采用 WHO 口腔黏膜炎分级标准进行评估。

（1）口腔黏膜炎的严重程度（疼痛、溃疡大小、进食困难等）。

（2）用药情况（甲氨蝶呤、马法兰、白消安和阿糖胞苷等）。

（3）口腔黏膜炎的危险因素和口腔护理依从性等。

3. WHO 口腔黏膜炎分级标准

（1）0 级：口腔黏膜无异常。

（2）Ⅰ级：口腔黏膜有 1~2 个直径 <1.0 cm 的溃疡，出现红斑、疼痛。

（3）Ⅱ级：口腔黏膜有 1 个直径 >1.0 cm 的溃疡和数个小溃疡，但患者能进食。

（4）Ⅲ级：口腔黏膜有 2 个直径 >1.0 cm 的溃疡和数个小溃疡，仅能进流质饮食。

（5）Ⅳ级：口腔黏膜有 2 个以上直径 >1.0 cm 的溃疡或融合溃疡，不能进食。

二、预防措施

（一）口腔清洁

睡前、起床后、进餐前后与呕吐后用温开水或无菌生理盐水漱口，含漱 1~2 分钟。患者在病情允许时，可遵医嘱在晨起和三餐后用软毛牙刷或口腔护理包进行口腔护理。

（二）预防感染

睡前、起床后及每次进食后 30 分钟，应采用预防真菌感染、细菌感染、病毒感染的漱口液进行交替漱口，含漱 1~2 分钟。晨起和三餐后采用抗感染性口腔护理液擦洗，方法和顺序同常规口腔护理。

（三）预防化疗药物毒副作用

对于使用甲氨蝶呤治疗的患者，为预防药物的毒副作用，应采用亚叶酸钙漱口液漱口，含漱 1~2 分钟。

（四）口腔冷疗

青少年和成人患者，可在每次化疗前 5 分钟开始口腔冷疗至化疗药物输注结束后 5 分钟，每次口腔冷疗不超过 30 分钟。对无法耐受冰块的患者可含漱冰盐水；牙齿对冷敏感或有冷疗禁忌者慎用口腔冷疗。

（五）漱口

使用冷冻新鲜芦荟漱口液漱口。将新鲜库拉索芦荟或中华芦荟 30~40 g 洗净，去刺及表皮后，将果冻状部分放入 100℃的 250 mL 水中炮制，待溶液冷却后放入 2~4℃的冰箱冷冻 6~8 小时，然后用于患者漱口。

三、护理措施

（一）局部用药

可采用制霉菌素杀灭真菌、2%碘甘油加快口腔黏膜坏死组织的脱落和再生，促进溃疡面愈合；给予粒细胞－巨噬细胞集落刺激因子漱口液漱口，促进口腔黏膜的修复和再生。使用方法：局部涂抹、漱口或局部外喷等。

（二）短波紫外线治疗

可使用短波紫外线治疗仪照射治疗以杀菌、抗炎、镇痛和促进口腔黏膜再生。

（三）维持口腔湿润

告知患者保持口腔湿润，多次适量饮水、勤漱口，亦可使用口腔唾液替代品，维持口腔唾液分泌功能，减少黏膜间的摩擦。

（四）疼痛护理

1. 疼痛评估

每日至少进行1次疼痛评估，病情变化后随时评估。可采用的疼痛评估工具如下。

（1）NRS：可用于理解数字并表达疼痛的患者。

（2）VAS：可用于理解文字并能表达疼痛的患者。

（3）改良面部表情疼痛评估工具（FPS－R）：可用于不能理解数字和文字的患者。

（4）成人疼痛行为评估量表：用于不能使用以上3种自评工具评估疼痛程度的患者。

2. 分级处理

当NRS<4分时，可采用含有镇痛药成分的漱口液漱口，或选择非药物治疗，如低水平激光治疗、口腔冷疗、放松/想象疗法；儿童患者可选择游戏疗法。当NRS≥4分时，应进一步采用其他药物镇痛治疗。

（五）饮食护理

应指导患者避免进食易损伤口腔黏膜的食物（如酥脆、粗糙的食物）和刺激性食物（如辛辣、过热、过酸的食物）；口腔黏膜炎严重者应以流食或半流质饮食为主。患者进食时宜缓慢咀嚼和吞咽。进餐前后漱口，进餐结束后及时清理口腔内食物残渣。对口腔黏膜炎引起吞咽困难的患者，根据营养评估结果，可给予肠内或肠外营养支持。

四、健康教育

告知患者化疗前治疗口腔相关疾病，如龋齿、牙周炎等；告知患者口腔黏膜炎的危险因素，如口腔卫生不良、大剂量放化疗（尤其是使用甲氨蝶呤、环磷酰胺等化疗药物）等；指导患者每日进行自我口腔评估，发现异常变化，如口腔疼痛、口腔溃疡等及时通知医护人员；对患者进行口腔卫生指导，使患者了解漱口液的作用和使用方法，掌握漱口的时机和频次；指导患者了解口腔黏膜炎相关症状（如红斑、溃疡、出血、疼痛等）；指导患者掌握口腔黏膜炎常用药物（如制霉菌素、碘甘油等）的作用和使用方法；指导患者口腔疼痛时调节情绪或分散注意力的方法，如呼吸放松、听音乐、冥想等。

第三节 护理案例分析

一、病史简介

患者，女，41 岁，因"四肢皮肤散在瘀点、瘀斑，牙龈出血，反复发热"入院，确诊为急性髓系白血病入院治疗。既往有痔疮史、肛裂史。患者在行诱导化疗过程中，进食不洁饮食后出现恶心、呕吐、腹泻。腹泻第 3 日，诉肛周疼痛。查体可见痔疮脱出并红肿，肛周局部发红，稍有肿胀，无波动感。肛周疼痛进行性加重，肛周肿胀扩大至 4 cm×6 cm，中央部位有波动感。患者实验室检查结果：血红蛋白 66 g/L，白细胞计数 0.51×10^9/L，中性粒细胞计数 0.35×10^9/L，血小板 19×10^9/L，白蛋白 28.8 g/L。肛拭子细菌培养结果：耐甲氧西林金黄色葡萄球菌。

二、护理措施

（一）评估

1. 全身评估

患者为急性髓系白血病诱导化疗期疾病未缓解、骨髓抑制期、腹泻、痔疮史、肛裂史、低蛋白血症均是患者发生肛周感染的危险因素，而低蛋白血症、骨髓抑制期也是影响患者肛周感染好转的因素。

2. 局部评估

痔疮红肿并脱出，为痔性炎症；肛周局部出现红、肿、热、痛并伴有波动感，局部脓肿形成，为 Ⅱ 度肛周感染。

（二）肛周清洁

使用温热水进行肛周皮肤局部清洁，保持肛周皮肤清洁干燥是预防与治疗肛周感染的基础。

（三）肛周坐浴

在早晚清洁肛周皮肤后，使用聚维酮碘稀释液或者盐水进行坐浴，坐浴温度为 40 ~ 45℃，坐浴时间为 10 分钟。

（四）药物外敷

早晚肛周坐浴后使用六合丹局部外敷。协助患者将六合丹敷于患处，范围大于局部红肿直径至少 1 cm，厚度为 2 ~ 3 cm，然后用新鲜的菜叶覆盖保湿后用纱带覆盖，再用胶带粘贴，防止脱落，2 小时后进行清洁。皮肤破溃处禁用。

（五）健康指导

告诉患者和家属预防和治疗肛周感染发生的重要性和必要性，教会患者肛周清洁及坐浴的方法。指导患者化疗期进行常规的肛周清洁，保持肛周局部皮肤清洁干燥，当肛周局部有不适症状时，及时告知医护人员。对于有痔疮史、肛周感染史、腹泻、便秘等高危因素的患者，化疗期进行肛周坐浴，预防肛周感染的发生。饮食应清淡、易消化，多食新鲜水果、蔬菜，适量饮水，避免便秘的发生；避免不洁饮食，避免腹泻发生。当发生腹泻时，教会患者正确擦拭肛周的方法。

三、护理体会

肛周感染是血液系统疾病患者化疗期常见的感染之一，一旦发生，90% 的患者会感受到不同程度的肛周疼痛，对患者的生活质量产生严重影响，还可能延误治疗时机，延长住院时间，增加住院费用。肛周部位隐匿，局部温暖潮湿，且受大小便污染，感染发生后局部护理非常困难。在处理伤口前需要对患者进行综合评估，分析感染发生的原因，评估影响伤口愈合的全身因素、伤口局部情况，从而明确伤口的严重程度，制订有针对性的护理措施。应定期评估伤口愈合情况，根据伤口护理需要更改处理方案。

第六章

血液系统疾病患者癌性伤口的护理

第一节　癌性伤口概述

一、癌性伤口的定义和发生率

癌性伤口又称恶性皮下伤口，一般定义为上皮组织的完整性被恶性肿瘤细胞破坏。癌性伤口多由恶性肿瘤细胞引起，当皮肤、血液和淋巴供应被局部肿瘤浸润或原发性肿瘤转移到该区域时，就会引发癌性伤口。根据美国国家癌症研究所（National Cancer Institute，NCI）的数据，癌症患者癌性伤口的发生率为2.7%～4.4%，但此发病率是在发达国家观察到的，由于这些国家的肿瘤通常是在早期诊断的，因此，发展中国家癌性伤口的发生率可能更高。英国学者对2 417例在放疗科和肿瘤科住院的癌症患者的回顾性研究发现，11.9%的患者在数月的时间内出现了恶性肿瘤皮肤浸润的表现。2009年瑞典的一项研究报道了6.6%的发生率。还有研究指出，癌症患者约有5%的概率会形成癌性伤口，因此，目前估计癌性伤口的全球发生率为5%～10%。癌性伤口是一种慢性伤口，可在身体任何部位发生。在女性患者中，癌性伤口最常发生于乳腺（62%）；在男性患者中，癌性伤口最常发生于原发性肺癌皮肤转移处，此外，无论是男性患者还是女性患者，头部和颈部也是癌性伤口的好发部位。癌性伤口的形成预示着患者的生存期可能较短，有研究显示，当发生癌性伤口时，约5%的晚期癌症患者和10%的转移性癌症患者生存期仅为6～12个月，甚至有研究发现约一半的癌性伤口患者生存期不到6个月。

二、癌性伤口的形态学特点

癌性伤口常见的皮肤损害可以是恶性肿瘤穿透上皮形成突出结节状的增生性损害（如菜花状），或者恶性肿瘤浸润皮肤形成凹陷或腔穴的溃疡性损害（如火山口状溃疡），或者两种损害兼有。癌性伤口最初可能仅让人觉得不易愈合，其后逐渐产生坚硬的真皮或皮下硬块，并与其下的组织紧紧相连，病灶处最后会浸润侵蚀到供应表皮的淋巴及血管，以致产生边界明显的凹洞。

癌性伤口可以来自皮肤局部，即由恶性肿瘤细胞随着淋巴、血液移动并浸润皮肤造成，也可以由局部或远处肿瘤转移而来。局部浸润通常指肿瘤直接向局部皮肤侵袭，多数表现为局部的硬结、发红、发热。皮肤可出现橘皮样变，并与皮下组织固定。当肿瘤进一步扩散，更多的组织发生崩解，最终表现为皮肤溃疡。溃疡最初可表现为界限明显的结节，大小为数毫米至数厘米，溃疡上可伴有明显的色素沉着，颜色为深红色至黑褐色，多不伴有痛感。皮肤浸润的早期亦可表现为红斑、紫红色样丘疹或小囊泡，或局部区域的脱发。随着时间的推移，转移性丘疹、小结节和斑块会出现破溃、渗出，可伴有明显的痛感。

随着病情的进展，局部浸润引起的血管和淋巴循环的改变进一步导致水肿渗液和组织坏死的出现，随之导致溃疡出现蕈样改变，皮肤表面呈现蕈样、菜花样或糜烂样，可伴有大量渗液。伤口基底通常为苍白或粉红的脆弱组织，或完全坏死的组织，亦可两种性质的组织皆有。坏死组织的存在为厌氧菌和其他微生物提供了理想的生存环境，因而，癌性伤口通常伴有恶臭和大量渗液，大量渗液可导致周围皮肤浸渍，周围皮肤常出现发红、脆弱，触之可感知皮肤明显柔软。

第二节　癌性伤口的临床症状

癌性伤口常见的临床症状包括渗液、出血、恶臭、疼痛。此外，患者还可能出现瘙痒、局部或全身感染、淋巴水肿、抑郁、羞耻感、社交孤立等。

一、渗液

癌性伤口常产生大量渗液，有时一天会产生超过 1 000 mL 的渗液，渗液为浆液性或化脓性。有调查显示，癌性伤口渗液的发生率为 17.9%。癌性伤口渗液的产生是多种因素共同作用所致：癌性伤口内微血管与淋巴管受恶性肿瘤细胞侵犯，血管通透性增加；恶性肿瘤细胞分泌血管内皮生长因子，使血管内血浆胶质渗出血管；伤口感染过程中的炎症反应也会导致血管通透性增加，可能与组胺分泌导致血管扩张有关；细菌蛋白酶持续分解坏死组织，导致组织液化。除含有普通慢性伤口渗液的成分（如水、电解质、营养物质、细胞碎片、细菌、炎症介质、白细胞、酶、废物）

外，癌性伤口渗液成分可能更加复杂，如恶性肿瘤细胞的存在及受到造瘘口排泄物污染等。研究发现，渗液是癌性伤口患者最具危险性和最痛苦的症状之一。癌性伤口的大量渗液将成为细菌的培养基，易导致伤口感染，如果大量渗液没有及时妥善处理，会使伤口周围皮肤经常受到渗液的浸渍，导致周围皮肤发红、糜烂等，增加患者痛苦；大量渗液还可能沾湿衣物和床褥，不仅给患者带来痛苦和尴尬，还会增加照顾者和护理人员的负担，患者经常更换敷料也会影响患者的日常生活和社会交往。此外，严重渗液还可能继发贫血、低蛋白血症及其他代谢失衡症状。

二、出血

出血也是癌性伤口的常见症状，癌性伤口的出血与多种因素有关：由于恶性肿瘤细胞侵犯毛细血管或主要血管而引起血管损伤出血，或由于癌症患者的血小板功能或数量下降而增加出血的危险，此外，因恶性肿瘤细胞不断增殖和增加新血管床，也会造成组织受压，增加组织脆性，因而容易出血。癌性伤口往往在受到刺激时容易出血，如移除敷料、清洗伤口时可出现出血。出血的风险还可能随着肿瘤疾病的进展而增加，如肝损伤可导致肝细胞衰竭、凝血因子缺乏，从而增加出血风险；急性或慢性肾衰竭可导致血小板功能紊乱；肿瘤浸润骨髓可能会增加血小板减少症的风险；实体瘤中的促凝血活性成分可能会增加纤维蛋白溶解并导致凝血障碍；与某些实体瘤相关的弥散性血管内凝血（DIC）可通过消耗血小板和凝血因子导致出血。出血可能导致患者、家属及照顾者的紧张及恐惧。如果恶性肿瘤细胞侵蚀主要血管，还可能引起大量出血而致贫血甚至死亡。

三、恶臭

有研究显示，癌性伤口恶臭的发生率约为 11.9%。癌性伤口由于感染、坏死组织存在或造瘘导致恶臭，主要与组织中血管阻塞伴随血管形成变异，使血流供给与细胞灌流不稳定，导致组织氧的灌流量降低，造成组织缺氧坏死有关。坏死组织是厌氧菌最理想的培养皿，厌氧菌在代谢过程中会产生挥发性的短链有机酸，如正丁酸、正戊酸、正己酸、正庚酸和正辛酸，这些物质与其他蛋白水解细菌代谢过程中产生的尸胺或腐胺等结合，会产生刺激性臭味。若伤口有瘘管形成，又会加重恶臭。产生恶臭的细菌常有金黄色葡萄球菌、大肠杆菌、铜绿假单胞菌，没有渗液或脓液时也可能存在臭味。恶臭是癌性伤口最令人烦恼的事，严重的恶臭会刺激嗅觉导致恶心、食欲缺乏，患者及周围的人也难以接受，患者自觉尴尬和自我厌恶，出现社交孤立感。

四、疼痛

疼痛是一种复杂的现象，以不同方式影响着不同的人。疼痛是一种令人不愉快的感觉和情绪上的感受，伴有现存的或潜在的组织损伤。值得注意的是，疼痛的体验不仅仅是身体上的，因为疼痛可能在各个维度（身体、心理、社会、精神）体现。癌性伤口患者常常会出现疼痛不适，调查显示其发生率为31.3%～77.3%。癌性伤口的疼痛可由多种因素引起，包括肿瘤包块对身体其他部位产生压迫所致的疼痛；肿瘤侵犯神经，神经的损伤会产生神经痛；若真皮层组织破坏，则可能有针刺痛；毛细血管和淋巴管引流受损引起的肿胀所致的疼痛；也可能由伤口护理操作而导致疼痛，如移除敷料的方式不适当或不适当的伤口清洗技巧而带来的疼痛。患者所感知疼痛的程度取决于伤口所在的位置、组织缺损的深度、有无累及神经组织、存活组织中有无神经末梢的暴露、以往疼痛和麻醉的经历、心理状况（如焦虑）等。

第三节　癌性伤口的评估

伤口护理过程包括评估、诊断、计划、实施和评价，完整的评估是实施伤口治疗和护理的基础。由于癌性伤口对患者的复杂影响，对癌性伤口的评估需要考虑多个维度，包括伤口局部评估及患者的全面评估（身体、心理、社会等各方面）。

一、伤口局部评估

（一）伤口的位置和形状

癌性伤口可发生于身体任何一个部位，如头面部、颈部、胸腹部、会阴部、腹股沟及四肢等。不同原发性肿瘤所对应的癌性伤口好发部位不同，如口腔癌导致的癌性伤口好发部位通常在脸部；鼻咽癌导致的癌性伤口好发部位通常在颈部；乳腺癌导致的癌性伤口好发部位在胸部乳腺位置；恶性淋巴瘤的伤口则可在身体各部位发生，如面颈部、胸腹部、腹股沟、四肢等。癌性伤口可有多种形状，有的呈火山口状溃疡，有的呈菜花状或蕈伞状，也有其他不规则形状。

（二）伤口的大小和深度

伤口面积最常见的测量方式是使用伤口的最长径×最宽径，伤口体积可通过面积和深度的乘积近似计算。具体的评估及测量、记录方法见第二章第二节"伤口的评估及管理"。需要注意癌性伤口具有容易出血的特点，因此在测量过程中，测量工具应避免直接接触创面，以免引起出血。

（三）伤口床评估

需要评估的内容见第二章第二节"伤口的评估及管理"。在伤口的描述上也可用各种组织所占的百分比来形容伤口，如伤口有50%的黄色腐肉、30%的红色肉芽组织、20%的黑色坏死组织或伤口有60%的红色肉芽组织、40%黄色腐肉等。同时注意评估伤口是否有伤口潜行、瘘管和窦道。

（四）伤口渗液及气味

需要评估渗液的量、颜色、黏稠度及气味。由于渗液难以客观测量，因此伤口渗液的评估一般根据敷料浸湿的程度、敷料的贴合度和24小时内需要更换敷料的次数来大致判断，详见第二章第二节"伤口的评估及管理"。在伤口气味的评估中，除了对气味本身的描述外，气味的程度也是评估的重点。癌性伤口臭味的程度可以用大概多少距离可闻到来进行描述。

Haughton 和 Young 将癌性伤口臭味分为4个等级：

（1）强烈恶臭，是指当敷料完好无损时，进入患者房间（距离患者2~3 m）就可闻到明显的气味。

（2）中度恶臭，是指敷料取下时，进入患者房间（离患者2~3 m）就可闻到明显的气味。

（3）轻微恶臭，是指敷料取下时，靠近患者才闻到明显的气味。

（4）无恶臭，是指敷料取下时，靠近患者（在患者床边）也没有明显的气味。

Grocott 将癌性伤口臭味分为6个等级：

（1）0级，与患者在一个屋子/病房/诊室即闻到。

（2）1级，与患者距离一个手臂即闻到。

（3）2级，与患者距离少于一个手臂才闻到。

（4）3级，接近患者手臂可闻到。

（5）4级，只有患者自己可闻到。

（6）5级，没有味道。

（五）伤口周围皮肤状况

需要评估伤口周围皮肤有无浸渍、发红、破皮或其他损害，详见第二章第二节"伤口的评估及管理"。

（六）伤口的疼痛

疼痛是一种主观感觉，不是简单的生理应答，是身体和心理的共同体验。全面的疼痛评估对确定恰当的治疗措施至关重要。需要评估疼痛部位、性质、严重程度、疼痛起因、疼痛缓解和/或加重因素、有无区域/放射性疼痛、发生时间（什么时候疼痛更严重、它是持续性还是间歇性的、持续多久、间隔多久）等。患者的主诉是评估疼痛的标准方法，详见第二章第五节"伤口支持性护理"。

（七）伤口出血

了解容易引起伤口出血的原因，如何种敷料在更换中易引起出血、何种伤口清洗方式易出血等；同时要了解出血量，出血量可根据敷料浸湿的程度和需要更换敷料的次数来大致判断。

二、患者的全面评估

（一）主诉与病史

关注患者癌性伤口就诊的原因、伤口持续的时间、对患者影响最大的症状及其预期的治疗目标。需要询问患者伤口或溃烂出现时长，以前尝试过哪些治疗方法，效果如何，是否有感染、大出血或其他严重事件的病史，是否对某种药物或敷料过敏等。

（二）系统回顾

对患者原发性或转移性肿瘤进展情况、抗肿瘤治疗方案、治疗效果、全身状况进行全面评估，并详细询问各个系统包括呼吸系统、心血管系统、消化系统、血液系统、内分泌系统等的情况，以获得可能影响伤口愈合的潜在影响因素。还应关注患者的全身营养状况，如体重指数、饮食和液体摄入情况、体重变化、营养相关检查检验指标等。

（三）心理社会评估

癌性伤口为患者带来了视觉、感知觉、嗅觉等多维度的刺激，预示着患者疾病的进展。癌性伤口不仅改变了患者身体外在形象，也改变了患者在生活中应有的角色，容易造成患者焦虑、抑郁、恐惧，失去自尊心和自信心，导致社交隔离和孤立。癌性伤口影响着患者生存的各个方面，多项定性研究表明，癌性伤口对患者的身体活动能力、日常生活能力、社交互动能力及工作能力均带来了负面影响。因此，在对癌性伤口患者进行评估时，要及时评估患者的心理状况，并给予相应的护理。心理社会评估需要发现患者的心理情绪问题，以及相关可利用的社会支持情况。心理社会评估常需借助一些专业量表来完成，见第二章第五节"伤口支持性护理"部分。

第四节　癌性伤口的护理

癌性伤口的愈合很困难，大多不可能痊愈，这给患者、家属和护理团队带来了巨大的挑战。在通常情况下，患者的治疗选择也有限，因此，癌性伤口患者常被转诊至当地的临终关怀机构。癌性伤口护理目的并非将癌性伤口治愈，而是减少癌性伤口恶化过程中的症状困扰。通过护理使患者感到舒适，尽量减少并发症，控制患者的症状，维持患者的尊严，尽可能提高患者的生活质量。简言之，癌性伤口的治疗目标是症状管理、促进舒适和提高生活质量。癌性伤口的护理要点包括预防和控制伤口出血、妥善处理渗液、控制恶臭、控制疼痛、加强心理护理等。

一、预防和控制伤口出血

（一）出血的预防

告知患者尽量避免对伤口易出血部位的摩擦和碰撞，着柔软宽松衣服，避免对伤口造成摩擦。更换敷料时动作要轻柔，不要用力强行撕除敷料，若敷料粘连，应充分润湿敷料后再取下，以避免或减少出血。尽量避免对癌性伤口的外科清创，因为焦痂可以起到保护作用，清除焦痂可能导致出血，增加感染的风险。清洗伤口时尽量采用冲洗的方式，减少组织受到摩擦而出血的情况；如需擦拭伤口，则尽量选用纱布，并注意将纱布边缘向内折叠，避免纤维掉落、残留在伤口基底造成患者疼痛及出血；避免使用棉球或棉签擦拭伤口，以免棉絮掉落、残留。可选用不粘连伤口基底的敷料，或选用藻酸盐敷料在出血伤口床形成凝胶，但不建议使用在干燥伤口上，以防止敷料与伤口粘连而导致伤口出血。同时对于容易出血的癌性伤口，应尽量减少更换敷料的次数。

（二）出血的处理

轻微出血时可以局部适当加压，或用皮肤保护粉。较大范围的轻微出血可用皮肤保护粉，既可以止血，又可保护癌性伤口周围的皮肤；也可选用控制出血的藻酸盐敷料，藻酸盐敷料可刺激血小板黏着、凝集及活化内在血液凝集因子，在 1～2 分钟可完成止血效应；用硝酸银棒直接局部烧灼以控制微血管的出血症状；如出血严重，在紧急情况下先用纱布直接压迫出血点，再在出血点上使用 0.1% 肾上腺素或其他局部止血药物；必要时遵医嘱给予止血药物或输血。

二、妥善处理伤口渗液

妥善处理伤口渗液可减少恶臭，避免沾湿衣物，避免伤口周围皮肤浸溃，从而增加患者的舒适度。选择合适的用品和敷料是处理渗液的重要措施。在选用敷料前需要对患者进行全面评估。当渗液较少时，可选择水胶体粉剂敷料、超薄型泡沫敷料等。当渗液较多时，可选择吸收渗液较强的敷料，如泡沫敷料、藻酸盐敷料或亲水性纤维敷料。对于藻酸盐敷料或亲水性纤维敷料，其外层敷料可以选用纱布或棉垫。当创面比较局限，渗液量极大时还可使用伤口引流袋或造口袋来收集渗液，既能减少更换敷料的次数，减少患者费用，又能准确记录渗液量。如果没有这些产品，也可以考虑使用尿片、尿垫等来收集，既经济，又能很好地吸收渗液。

三、控制恶臭

恶臭是困扰癌性伤口患者的主要症状之一，对患者的生理、心理均有不良影响。恶臭可能来自坏死组织、感染或浸湿的敷料。通过清洗伤口、控制感染、清创、合理选择敷料与造口用品、清洁环境等方法来减轻或去除臭味。

1. 清洗伤口

清洗伤口能彻底移除伤口床中的渗液、坏死组织和废物，这是去除臭味的基本方法。通常使用无菌生理盐水清洁或冲洗伤口，若恶臭明显，可考虑对伤口进行灌洗。需要注意的是，冲洗溶液或灌洗液在使用前最好能加热至体温，以增加患者的舒适感。

2. 控制感染

局部使用抗生素能有效抑制细菌生长及减少厌氧菌产生的恶臭。通常选用甲硝唑溶液进行局部创面的湿敷，甲硝唑能够杀死厌氧菌，进而减少挥发性脂肪酸（恶臭的来源）的形成。必要时可加服甲硝唑片。也可以用0.5%乙酸纱布湿敷伤口5～10分钟，然后用无菌生理盐水清洗伤口，并用纱布吸干伤口表面的液体后再使用敷料，需注意乙酸纱布只能放在伤口基部，勿接触伤口周围皮肤以免造成皮肤伤害。

3. 清创

去除蕈状伤口上的坏死组织与细菌是减轻恶臭的重要方法。对焦痂的清创应慎重，因为焦痂的清创易引起出血，且焦痂能抑制恶臭扩散，只有当伤口有愈合可能时，才需要进行清创。外科清创和机械清创方式容易引起伤口出血，故一般不宜选用。建议选择自溶清创，即在伤口床保持湿润的情况下，机体通过渗出液中的多种酶类，促进纤维蛋白和坏死组织的溶解；如果伤口环境干燥，存在致密或坚硬的痂壳，则可采用水凝胶敷料等给伤口提供水分，以促进自溶清创。对于已经脱落的坏死组织，可选用外科清创或机械清创的方法来加快坏死组织的清除。

4. 合理选择敷料和造口用品

活性炭敷料能通过活性炭吸收臭味；含银敷料能破坏细菌的细胞壁与DNA而抑制细菌的复制，对抑制革兰阴性厌氧菌的生长效果明显，临床研究显示，含银泡沫敷料能够有效减少恶臭。造口袋可有效隔绝臭味并收集渗液，必要时可以选用。

5. 清洁环境

保持环境清洁，及时清除伤口敷料和渗液，保持衣服、床单等的清洁，开窗通风，保持空气清新，必要时适当运用空气清新剂、芳香剂等。如在室内或外层敷料中放置咖啡渣、干茶包等，以帮助减轻臭味。

四、控制疼痛

疼痛因人而异，癌性伤口引起的疼痛可能来自恶性肿瘤浸润或敷料更换。癌性伤口的疼痛涉及生理和心理，且疼痛会影响患者的活动功能，增加焦虑、恐惧和悲伤情绪等。因此，控制疼痛是癌性伤口患者护理的重要目标之一。

（一）药物干预

正确评估患者疼痛情况后，合理选择镇痛药。根据 WHO 三阶梯镇痛疗法遵医嘱采取相应的镇痛措施，可以选择全身用药，也可以选择局部用药。全身用药可以选择非阿片类、弱阿片类或辅助药物。局部用药可以选用局部阿片类药物、局部麻醉（简称局麻）剂。局部用药可以直接使用，也可以选用含有相关药物的敷料。在换药前、中、后均要评估患者的疼痛情况，并及时报告医生，尽快制订镇痛方案，同时注意观察用药效果。

（二）非药物干预

针对敷料更换过程中的疼痛，可选用不易粘连的敷料，如海绵敷料、藻酸盐敷料、油纱敷料、水凝胶敷料等。在敷料的移除过程中应谨慎、操作轻柔，充分浸湿后再缓慢揭除，避免引起疼痛，同时采用分散患者注意力的方法，减轻患者疼痛。

五、加强心理护理

癌性伤口是一种难以愈合的伤口，预示着癌症患者病情的恶化，患者不仅面临生命威胁，还要面对癌性伤口所带来的恶臭、渗液、出血、疼痛等痛苦，因此，患者多存在各种心理情绪问题，如焦虑、抑郁、无望、自责、羞愧感、病耻感、低自尊感、自我形象紊乱、社交回避等。护士在进行伤口护理时需要详细评估患者的心理状况，给予针对性的护理。多关心患者，鼓励患者表达自己的感受和意见，耐心聆听患者的诉说，鼓励患者接纳自己，增强自信。同时要考虑患者的美学需求，选用的外层敷料尽量能使患者舒适和美观。可选用接近皮肤颜色、柔软和顺应性好的敷料，使其与凹凸不平的伤口形状相吻合，外观较为平整，有助于维护患者的自尊。同时鼓励患者坚持抗肿瘤治疗，控制疾病进展。

六、健康指导

需要对癌性伤口患者及其照顾者进行健康指导，教会照顾者或家属承担新的角色任务，通过主动参与治疗计划参与到患者的日常护理中，包括正确进行手卫生，掌握家庭环境清洁方法、基本的无菌操作、居家伤口的观察和敷料更换方法、臭味和出血的控制、疼痛缓解的策略、对患者的心理支持要点等。

第五节　护理案例分析

一、病史简介

患者，女，58 岁，因"左手背包块 7$^+$ 年，右下肢包块 3$^+$ 年，加重 2$^+$ 月"入院。7 年前患者在无明显诱因下出现左手背尺侧包块，逐渐增大，无明显疼痛及红肿，局部活检示恶性淋巴瘤，行化疗后包块逐渐消失。3 年前，患者无明显诱因出现右侧大腿包块，逐渐长大，无明显红肿及压痛，再次行活检示恶性淋巴瘤，行化疗后好转。2 月前患者左手背及右侧大腿再次出现包块。左手背可见明显隆起包块（见附图 5、附图 6），予无菌纱布覆盖，取下纱布可见蕈伞状新生物，表面破溃，有黄色腐肉、渗液、渗血，边缘散在黑色焦痂，伤口大小约 11 cm×8 cm×8 cm，基底部边界较清晰，肿块周围皮肤无潮红、破损，患者自诉左手背伤口疼痛。经过伤口护理和抗肿瘤治疗后，患者伤口缩小至 6 cm×5 cm×5 cm，全身状况明显好转，后出院。

二、护理措施

（一）伤口清洁

因癌肿表皮破损，清洗时选用无菌生理盐水进行冲洗。用无菌生理盐水淋湿的纱布覆盖，充分湿润后轻轻取出，避免强行撕除造成大出血。然后用无菌生理盐水一边冲洗一边用纱布块把松脱的坏死组织和渗出物清除干净，动作轻柔，腐肉黏附较紧密时不要强行清除。

（二）局部处理

伤口清洁后，予含银敷料覆盖控制感染。用泡沫敷料进行外层固定，避免敷料在患者活动时松脱。

（三）积极治疗原发性疾病

血液系统疾病患者可能存在凝血功能障碍、贫血、白细胞减少等问题，影响伤口愈合，且癌性伤口更易发生出血与感染，应及时纠正患者血液系统异常，积极治疗相关原发性疾病，促进伤口愈合。该患者诊断为恶性淋巴瘤，通过抗肿瘤治疗有效控制伤口进展。

（四）全身支持

给予患者营养支持、疼痛管理及心理护理等。

三、护理体会

（一）预防和及时处理癌性伤口出血

癌性伤口具有容易出血的特点，同时血液系统患者多伴有血小板减少、凝血功能异常，故更需要做好伤口出血的预防工作，正确清洁伤口，一旦发生出血，立即予以对症处理，同时遵医嘱予止血、输血等治疗。

（二）积极处理患者疼痛

癌性伤口患者多伴有疼痛不适，及时评估患者疼痛情况，予以对症处理，必要时遵医嘱使用镇痛药。

（三）加强对患者的健康宣教

以多种形式（口头、书面资料、宣传栏等）加强患者的宣教，让患者了解癌性伤口，尤其是在院外如何自我护理癌性伤口。告知患者如何评估伤口，出现渗血、渗液时应及时更换敷料，必要时及时就医等。

第七章

化疗药物外渗损伤的护理

第一节　化疗药物外渗损伤概述

一、化疗药物外渗的定义及组织损伤机制

（一）化疗药物外渗的定义

药物外渗（extravasation of drug）是指药物渗漏到血管外间隙，包括从血管漏出或直接渗透。根据由原国家卫生计生委（现国家卫生健康委）发布并于 2014 年实施的《静脉治疗护理技术操作规范》，药物外渗定义为在静脉输液过程中，腐蚀性药液进入静脉管腔以外的周围组织。美国输液护理学会（Infusion Nurses Society，INS）将药物外渗定义为发疱性化疗药物或刺激性化疗药物渗至皮下组织，可引起疼痛、溃疡或坏死。

化疗是通过使用化疗药物杀灭肿瘤细胞达到治疗目的的方法。在肿瘤学中，除了少部分药物是"驯化肿瘤"的诱导分化剂外，其他大部分药物是细胞毒性药物。

细胞毒性药物是最常见的发疱性化疗药物和刺激性化疗药物，而刺激性化疗药物、发疱性化疗药物发生药物外渗可能引起血管外组织严重和/或持续损伤。因此，在化疗药物输注过程中，化疗药物渗出或渗漏到血管外组织，引起注射部位周围组织的反应，包括静脉炎、静脉变色、疼痛、红斑和继发性组织坏死等，称为化疗药物外渗。

（二）化疗药物造成组织损伤的机制

1. 直接作用

化疗药物通常会干扰肿瘤细胞的正常功能，从而引起其死亡。然而，这些药物也可能对正常细胞造成类似的毒性反应，导致组织受损。一些化疗药物可能会干扰正常细胞的 DNA 合成及修复，进而导致细胞死亡或损伤。如多柔比星外渗后与细胞核中的 DNA 结合，形成多柔比星 – DNA 复合物，该复合物从坏死细胞中释放后又被正常活细胞摄取，造成正常活细

胞死亡，从而引起慢性溃疡。当刺激性强的化疗药物在短时间内大量、快速进入血管时，一旦超过血管自身的缓冲应激能力，或者在血管受损处堆积，就会使血管内膜受累。

2. 药物理化性质

化疗药物自身的刺激性、浓度、pH 值等都与组织损伤的发生有关。

（1）刺激性：大多数化疗药物具有较强的刺激性，可直接刺激血管壁，直接造成血管内膜不同程度的损伤，引起外渗而出现皮下软组织炎症。

（2）浓度：当高浓度化疗药物在很短时间内大量、快速进入血管时，血管通透性会增加，对血管内膜直接产生不良刺激而使局部组织损伤。

（3）pH 值：化疗药物可能会引起血液 pH 值的改变，无论是酸性还是碱性改变，都会对血管壁直接产生化学性刺激，并干扰血管内膜的正常代谢和功能。呈碱性改变时易导致血管内二氧化碳蓄积，血管内压升高，血管壁通透性增加，进一步渗漏造成组织损伤。

3. 药物毒性作用

化疗药物自身的毒性作用会直接造成血管内膜不同程度的损伤，导致药液外渗而引起皮下软组织炎症。

4. 变态反应

部分化疗药物易引起 I 型变态反应，释放组胺、5－羟色胺等炎症介质，使血管通透性增加、药物外渗，引发组织损伤。血液内科常见药物包括 5－氟尿嘧啶、环磷酰胺、多柔比星及紫杉醇等。

5. 机械性血管刺激和损伤

长期输液或静脉注射、反复穿刺或本身伴有血管栓塞、腋窝淋巴结清扫术后、肿瘤压迫、上腔静脉阻塞综合征等可导致静脉内膜发生一定程度的损伤或使血管阻力增加，从而易发生药物外渗等。

二、化疗药物外渗发生的危险因素

（一）患者因素

患者自身血管的条件是影响化疗药物外渗的原因之一。老年人血管硬化或弹性欠佳，可能会导致药物局部起始浓度相对过高，对血管刺激作用大，血管更易受损。小儿血管有管壁薄、管腔小的特点，相较于成人更容易受到药物的化学性刺激，易发生痉挛导致血管壁缺血缺氧，使血管通透性增加，导致血管损伤引起药液外渗。

（二）疾病因素

血液系统恶性肿瘤患者因需长期输液、反复常规化疗和大剂量化疗、反复静脉穿刺等原因，导致血管内膜有不同程度的损伤，使血管壁变薄，血管脆性增加、弹性下降，容易造成药液外渗，引起局部组织炎症及坏死。另外，患者病情程度、并发症与化疗药物外渗也有一定关系，若患者血容量不足、休克等导致微循环障碍，也会导致血管通透性增加引起药液外渗；合并糖尿病的患者，血糖异常、代谢障碍导致外周血管病变；合并静脉血栓、上腔静脉阻塞综合征等会引起血管阻力增高，也是药物外渗的高危因素。

（三）药物因素

化疗药物的 pH 值、渗透压、浓度、本身的毒性作用及Ⅰ型变态反应等都与药物外渗有关。当药物的 pH 值和渗透压超出正常范围，大剂量、多种化疗药物未合理稀释，快速输注到血管内时会导致血管通透性增加，当超出了血管本身应激能力或在血管受损处堆积，会对血管内膜产生不良刺激而造成局部损伤，引起药液外渗。

（四）医源性因素

护士静脉输液穿刺技术不到位、对患者评估不足等医源性因素都与化疗药物外渗有关。

1. 反复静脉穿刺

护士操作技术不熟、血管选择不当等原因造成反复静脉穿刺，导致血管破坏，引起药物外渗。

2. 导管固定不当

导管固定不当，导致针管在血管内滑动，可加重血管机械损伤，导致药物外渗的发生。

3. 护士对化疗药物外渗防治知识和方法的掌握相对不足

缺乏对化疗药物外渗相关知识技能的培训，护士未能意识到化疗药物外渗的危害性，在化疗药物输注过程中，缺乏预防药物外渗的警惕性，如提醒医生注意患者是否建立中心静脉血管通路（CVAD）的指征、严密观察患者的输液部位等。

4. 对患者的评估、观察不足

在化疗药物输注前护士未能及时识别患者静脉通路不通畅、输注时未能及时发现患者穿刺部位的异常、输注后缺乏对患者的延续性关注等，都有可能导致患者发生化疗药物外渗。

三、经中心静脉血管通路发生的化疗药物外渗损伤

为减少静脉损伤及其所致皮下外渗的可能性，发疱性化疗药物的输注在临床上往往经 CVAD 进行。虽然经 CVAD 给药时化疗药物外渗的可能性很低，但并非为零。这种情况下的外渗可能是注射方法不当或置管装置故障所致。

若化疗药物是从 CVAD 外渗，渗出的药液可能积聚在导管出口附近的皮下组织中，主要导致颈部、前胸或腹股沟疼痛，但外渗的药液也可能积聚在纵隔或胸膜腔。因此，对于疑似化疗药物从 CVC 外渗时，可通过胸部 X 线检查，以评估导管/港体的位置及导管尖端的位置，以及通过其他影像学检查（如超声）以帮助量化外渗溶液的量和确定外渗区域的外周边缘。

第二节　化疗药物外渗损伤的临床表现、分期和分级

一、不同化疗药物外渗损伤的表现

外渗损伤的早期症状和体征往往不易察觉。这些症状和体征可在化疗药物外渗后立即出现，但也可能延迟数日至数周才出现。起初，输注部位会出现局部烧灼感或麻刺感，并伴轻微红斑、瘙痒和肿胀。在 2～3 日可出现红斑增多、疼痛、皮肤颜色灰暗、硬结、干燥脱屑及水疱等。化疗药物少量外渗时，症状可在数周内消失。而当化疗药物大量外渗时，可在数周内发生组织坏死、焦痂形成，以及伴隆起性红色痛性边缘和黄色坏死基底的溃疡。导致组织损伤的化疗药物主要包括刺激性化疗药物和发疱性化疗药物。

（一）刺激性化疗药物

刺激性化疗药物外渗多引起局部炎症反应，患者常出现穿刺部位或沿静脉分布的酸痛、烧灼感、紧绷感、疼痛和静脉炎。临床表现包括外渗区域皮温升高、红斑和压痛，一般没有坏死组织脱落。症状持续时间通常较短，且没有长期持续的后遗症。血液系统恶性肿瘤常见的刺激性化疗药物包括氟尿嘧啶、奥沙利铂、异环磷酰胺、甲氨蝶呤、环磷酰胺、紫杉醇、依托泊苷等。

（二）发疱性化疗药物

发疱性化疗药物外渗可引起局部组织坏死，可能引起皮肤全层丢失，严重时导致皮下结构丢失。发疱性化疗药物引起的溃疡缺乏肉芽组织，且

93

少有上皮向内生长。很小的溃疡通常会逐渐愈合，但较大的病灶往往会持续存在，并逐渐扩展，如果不予治疗，溃疡可能破坏下方的肌腱、神经和血管，从而可能导致神经压迫综合征、永久性关节僵硬、挛缩和神经功能障碍。血液系统恶性肿瘤常见的发疱性化疗药物包括柔红霉素、多柔比星、长春新碱等。

二、化疗药物外渗损伤的临床分期和分级

（一）化疗药物外渗损伤的临床分期

根据不同程度的临床症状和体征将化疗药物外渗损伤分为 3 期。

一期（局部组织炎症反应期）：多发生于外渗早期（24 小时内），局部组织肿胀、有红斑，呈持续性刺痛。

二期（静脉炎症反应期）：见于渗漏后 2 ~ 3 天，沿静脉走向呈条索状肿胀、发红、淋巴结肿大、大水疱及成簇疱疹伴疼痛和发热。

三期（组织坏死期）：浅层组织坏死，溃疡形成并累及皮下肌层，甚至深部组织结构受累。局部出现紫色红斑、溃疡、坏死，呈烧灼样疼痛，皮下组织受累，活动受限。

（二）化疗药物外渗损伤的分级

INS 依据药物外渗的临床表现，将药物外渗损伤分为 0 ~ 4 级（表 7 - 2 - 1）。

表 7 - 2 - 1   INS 药物外渗损伤分级

级别	临床表现
0 级	没有症状
Ⅰ 级	皮肤发白，水肿范围最大直径小于 2.5 cm，皮肤发凉，伴有或不伴有疼痛
Ⅱ 级	皮肤发白，水肿范围的最大直径在 2.5 ~15 cm，皮肤发凉，伴有或不伴有疼痛
Ⅲ 级	皮肤发白，水肿范围的最大直径大于 15 cm，皮肤发凉，轻到中等程度的疼痛，可能有麻木感
Ⅳ 级	皮肤发白，呈半透明状；皮肤绷紧，有渗出；皮肤变色，有瘀斑、肿胀。水肿范围最小直径大于 15 cm，呈凹陷性水肿，循环障碍，轻到中等程度的疼痛，可为任何容量的血制品、发疱性或刺激性液体渗出

第三节   化疗药物外渗损伤的预防和处理

一、化疗药物外渗损伤的预防

（一）正确评估血管，选择适宜的穿刺工具

1. 输注部位的评估与选择

护士在输注化疗药物前应当详细了解药物的不良反应，根据化疗药物

的性质制订合理的静脉使用计划。首选CVAD输注化疗药物，若患者因病情或不愿意接受，需经外周血管输注化疗药物时，所选静脉应粗直、有弹性且完好，并在开始输注前确保血液回流通畅。外周血管优先选择贵要静脉、头静脉和前臂正中静脉，对于刺激性化疗药物，则应尽量避免通过肘前窝、手腕或手背的静脉输注，因为一旦在这些区域外渗，可能导致严重的远期并发症。下肢静脉易形成血栓，除患有上肢静脉阻塞综合征者外，不宜采用下肢静脉给药。应避开硬化、血栓或瘢痕形成的部位，以及有循环障碍的肢体（如乳腺癌腋窝淋巴结清扫术后、淋巴水肿患者只能采用健侧手臂输液）。

2. 输注工具的选择

根据临床输液指南选择合适的输液工具对降低化疗药物外渗发生率尤为重要。对外周血管穿刺困难者或需反复多次化疗的患者，可建立CVAD。发疱性化疗药物禁止使用头皮钢针静脉输入，患者血管弹性好、粗直，拒绝建立CVAD的患者可考虑选用外周静脉留置针用于短期静脉输液治疗，避免用于发疱性化疗药物的连续性静脉输注，在输注过程中实时监测患者有无静脉穿刺部位异常，如疼痛、压痛、红斑、发热、肿胀、硬结或触及条索状静脉。

（二）化疗药物规范用药

1. 严格掌握给药方法

明确化疗药物的特性，如刺激性的大小、渗透压、pH值和浓度，掌握化疗药物给药的方法、途径与输入速度，根据药物特性选择合适静脉输注方式。静脉给药为最常用的化疗药物给药途径，其他途径包括肌内注射、皮下注射、口服给药、鞘内化疗等。静脉给药又分为静脉注射和静脉滴注，静脉注射用于一般刺激性化疗药物和较强刺激性化疗药物，目的是使药物快速进入体内且在短时间达到较高的血药浓度，杀伤肿瘤细胞；静脉滴注为最普遍的给药途径，需将药物加入液体中通过静脉滴注输入，一般须按医嘱严格掌握化疗药物的输入时间、输液速度及输液滴数。

2. 输注化疗药物前确保管道通畅且在血管内

在使用化疗药物前，先用等渗注射液（无菌生理盐水或5%葡萄糖液）建立静脉通道，确保静脉管道通畅且在血管内。

3. 正确稀释化疗药物

根据医嘱和说明书正确稀释化疗药物，用药后均需用等渗注射液（无菌生理盐水或5%葡萄糖液）冲入，以减轻药物刺激。

4. 遵循联合用药原则

化疗药物联合用药时应遵循以下原则：

（1）相互作用原则：药物的给药顺序应尽量达到药效强而毒副作用小的目的。

（2）细胞增殖动力学原则：对于生长、增殖迅速的血液系统恶性肿瘤，应先输注周期特异性药物杀灭快速生长的细胞，再输注周期非特异性药物杀灭剩余静止期细胞。

（3）刺激性原则：发疱性化疗药物刺激大，一旦外渗可引起皮肤及其他组织发疱、溃疡和坏死。"十三五"护理学本科教育规划教材指出，联合化疗时应先输注对血管刺激性小的药物，再输注发疱性化疗药物。但也有其他学者认为应先使用发疱性化疗药物，因为化疗初期血管的结构稳定性好，此时即使药物外渗，组织耐受性更强。由此可见，当联合使用不同强度刺激性化疗药物时，应当如何规定输注顺序，目前尚未形成统一、规范的结论。

5. 严密观察，重点交班

对化疗患者进行重点交接班，加强巡视，重视患者的主诉，及早发现外渗的早期征兆，及时处理。观察穿刺部位有无红肿、渗出、疼痛等不适；观察静脉通道是否通畅；对于深静脉置管者，还应观察同侧胸部有无静脉怒张、颈部锁骨区及上肢有无水肿或肿胀，如有应立即停止输液，查找原因。另外，化疗药物外渗损伤溃疡一般在化疗后 3～10 天发生，因此化疗药物输注后也需继续保持对患者输注局部的密切关注。

（三）加强患者的健康宣教

化疗前，对患者进行化疗用药相关健康教育，告知化疗药物的作用与毒副作用、静脉输液途径。教会患者在输注化疗药物时学会观察药物外渗的表现及紧急处理方法。指导患者密切注意输液部位是否有隆起、疼痛、肿胀感，如有异常立即关闭输液开关，告知医务人员，以便于及时做出判断和处理，尽可能减少化疗药物外渗导致的严重后果。

（四）加强护士专业化培训

根据临床护士自身特点，科室可制订相应的化疗药物外渗防护预案，采取多种在职学习方式，从理论知识和专业技能两个方面有计划、分阶段、分层次地对护士进行化疗药物外渗防治知识的新理论、新技术的重点培训。强化化疗药物外渗的安全意识，最大限度地降低化疗药物外渗的风险。

二、化疗药物外渗损伤的处理

（一）化疗药物外渗损伤的评估

1. 伤口局部评估

评估并记录伤口发生原因，伤口位置，伤口的组织类型，伤口的面积，伤口周围皮肤、伤口潜行、窦道，伤口渗液颜色、气味、量，疼痛程度等。

2. 全身评估

评估患者原发性血液系统疾病和其他基础疾病，是否有凝血功能障碍、感染、贫血症状，有无出现发热、呼吸急促、脉搏细速等全身中毒症状，评估全身营养状况，有无消瘦、乏力或水肿表现等。

3. 辅助检查

通过血常规、血生化等检查了解患者的实验室检查结果，判断有无血细胞计数异常、凝血功能障碍、营养不良及电解质紊乱等。

4. 心理及社会支持情况

评估患者及家属对化疗药物外渗损伤的认识、患者对化疗药物损伤后处理过程的掌握程度、患者的经济状况等。

（二）化疗药物外渗损伤的早期处理

1. 初步措施

（1）立即停止输注，回抽，不要冲管，并避免对外渗部位施加压力。

（2）化疗药物从外周导管或经外周静脉穿刺的中心静脉导管（peripherally inserted central venous catheter，PICC）外渗时，适当抬高患肢，促进血液回流。

（3）不可立即拔除导管，而应将其留在原位，用 10 mL 注射器慢慢回抽，尽量回抽药物，并注入解毒剂，如果解毒剂无法注入外渗部位，则在尝试抽吸皮下组织中的外渗液后可拔除导管。

（4）用标识笔标记外渗界线，拍照，通知医生。

2. 冷敷或热敷

大多数发疱性或刺激性化疗药物外渗时均推荐采用局部冰敷或冷敷，但长春花碱类药物（如长春新碱、长春碱）和鬼臼毒素衍生物（如依托泊苷）除外。

（1）冷敷：间歇冷敷可使血管收缩，从而减少药物扩散及局部损伤范围。此外，冷敷还能减轻局部炎症和疼痛。

（2）热敷：对于长春花碱类药物或鬼臼毒素衍生物外渗，禁用冷敷，因为相关研究显示，冷敷可加重这些药物引起的皮肤溃疡。这些药物外渗时通常推荐热敷，局部热敷可使局部血管扩张和血流量增加，加快外渗药物分散和组织吸收，从而减轻药物外渗所致的皮肤损伤，从而延长药物清除的早期分布相。

（3）湿热敷：化疗药物外渗 24 小时后用 50% 硫酸镁湿热敷，温度40~50℃，每次 40 分钟，每日 5~6 次。硫酸镁能直接经皮肤吸收至皮下，使血管平滑肌松弛，解除血管痉挛，扩张毛细血管，改善循环，减轻局部炎症。

3. 局部封闭

封闭注射可阻止药物与组织细胞相结合，阻断局部恶性传导，用于减轻化疗药物外渗损伤。可根据不同的化疗药物选择相应的解毒剂封闭。

（1）蒽环类药物：蒽环类药物脂质体制剂（柔红霉素或多柔比星）外渗通常不造成坏死性损伤，推荐仅用冰敷来减轻局部炎症。但对于极少数聚乙二醇化多柔比星脂质体外渗后有症状的患者，可考虑静脉给予右雷佐生作为解毒剂，且应在外渗后 6 小时内尽快开始治疗。

（2）长春花碱类药物（长春新碱、长春碱）、植物碱类（紫杉醇）、鬼臼毒素衍生物（如依托泊苷）：透明质酸酶是一种蛋白水解酶，通过水解透明质酸而促进皮下注射溶液扩散，透明质酸是结缔组织基质的主要成分之一。局部注射透明质酸酶能够破坏组织中的透明质酸，降低了皮肤基底成分的黏滞度，使药物易于扩散到周围组织中，从而使溃疡发生率减少。

（3）无特殊解毒剂时可使用地塞米松 5 mg + 2% 利多卡因 2 mL 在外渗损伤局部注射，以减轻局部疼痛和炎症反应。局部注射 5% 碳酸氢钠5 mL + 地塞米松 5 mg，可减少药物与 DNA 结合，减轻炎症反应。

4. 对症处理

根据患者有无感染、疼痛等症状，按医嘱予以抗感染药物、镇痛药。喜疗妥软膏或湿润烧伤膏局部涂擦可减轻局部症状。当损伤症状持续或进一步恶化时，请伤口专科或整形科医生会诊。

（三）化疗药物外渗损伤溃疡阶段的处理

1. 水疱的处理

对于多发性小水疱注意保持水疱的完整性，避免摩擦和热敷，保持局部的清洁，抬高患肢，待自然吸收；对直径 >2 cm 的大水疱，应在严格消毒后用 5 号细针头在水疱的底缘穿刺抽吸使皮肤贴附，避免去表皮。

2. 局部坏死组织的处理

当局部皮肤发黑，伤口呈现坏死时，要谨慎清创，保持伤口湿润、促进肉芽组织生长。根据湿性愈合理论，保湿伤口的愈合速度较快，疼痛轻，瘢痕形成少，因此，可选择水胶体类敷料，保持伤口湿润，溶解坏死组织，促进伤口自溶清创，促进肉芽组织和上皮的生长，且提供保护伤口的屏障，避免伤口受外源性污染。

3. 促进肉芽组织生长

当伤口呈现红色肉芽组织并伴有组织水肿时，可使用泡沫敷料或藻酸盐敷料，以吸收渗液、减轻疼痛，促进肉芽组织生长。

4. 感染的处理

若局部伤口呈现感染时，要及时通知医生，明确伤口有无感染，做好伤口评估，合理应用抗感染敷料，必要时伤口做充分引流，行全身抗感染治疗。

5. 外科处理

化疗药物外渗导致局部组织损伤若一般处理措施无效，即患者的局部组织损伤（缺血、坏死）未消退或疼痛持续 10 日以上，推荐行手术清创。若外渗损伤造成全层组织坏死和不愈合的皮肤溃疡需要清创和皮肤闭合，可能需行植皮或皮瓣覆盖。

6. 原发性疾病的治疗

血液系统恶性肿瘤患者可能存在凝血功能障碍、全身感染、营养不良等导致外渗损伤伤口愈合不良或进一步恶化的症状、体征，应积极治疗原发性疾病，及时控制血细胞异常等。

7. 营养支持

根据对患者的全面评估，提供饮食指导，促进外渗损伤伤口愈合。

8. 心理支持

积极安慰和鼓励患者，促使患者保持积极治疗态度。

第四节　护理案例分析

一、病史简介

患者，女，34 岁，因"急性淋巴细胞白血病"入院，拟行化疗，入院后责任护士多次对其进行健康宣教，强烈建议其安置 PICC，但患者拒绝。根据治疗计划，患者在计划行化疗当日擅自离开病房，护士反复电话催促其回病房接受治疗，但白班结束时患者仍未返回病房。患者于夜间返回病房，夜班护士在其右肘正中静脉建立通道，检查回血好，遵医嘱静脉输入硫酸长春地辛，患者自诉无疼痛、肿胀不适，护士再次确认回血好，交代化疗注意事项后离开病房。在输入硫酸长春地辛过程中，患者未诉疼痛、肿胀等不适，硫酸长春地辛输入完毕后护士返回病房，再次回抽检查静脉通道，仍可见回血，但患者自诉稍感肿胀不适，立即予以无菌生理盐水 100 mL 静脉输入。在输入无菌生理盐水约 20 mL 后，穿刺处周围可见约 2 cm×2 cm 肿块，立即停止输入无菌生理盐水。护士评估后立即予以地塞米松 5 mg + 2% 利多卡因 1 mL 沿肿块边缘呈放射状皮下注射后继续观察。化疗后第二日患者穿刺侧手臂未见发红、水疱，但患者再次不顾医务人员劝阻，擅自离开病房。化疗后第五日，患者在电话中诉静脉穿刺处可见发红、水疱，护士嘱其立即回病房接受处理，但患者未返回病房。化疗后第六日，患者返回病房，护士评估其手臂，可见静脉穿刺周围 18 cm×7.5 cm 皮肤发红、中间可见 5 cm×3 cm 大小破溃（见附图 7）。

二、护理措施

（一）伤口清洁

保持患者伤口清洁，周围皮肤使用聚维酮碘消毒，破溃处使用无菌生理盐水清洗，避免刺激性强的消毒剂消毒、清洁伤口。

（二）局部处理

予以地塞米松 5 mg + 2% 利多卡因 1 mL 沿肿块边缘呈放射状皮下注射封闭治疗；当渗液较多时，伤口予藻酸盐敷料保护；当渗液减少，伤口新鲜红润时，予水胶体敷料保护。适当抬高患肢，密切观察创面变化。

（三）积极治疗原发性疾病

血液系统疾病患者可能存在凝血功能障碍、贫血、白细胞减少等问题，影响伤口愈合，因此需积极治疗相关原发性疾病，促进伤口愈合。

（四）全身支持

给予患者营养支持、疼痛管理及心理护理等。

三、护理体会

（一）加强各级护士化疗药物使用安全意识

组织化疗药物使用相关操作培训，尤其是静脉穿刺技术以及不同化疗药物使用的注意事项。强化护士的安全意识，在化疗期间重视患者主诉，不能仅以静脉回血作为评判标准。

（二）合理选择化疗药物用药方式

输注强刺激性化疗药物时应与医生、患者沟通经 CVAD 输注。如经外周静脉输注强刺激性化疗药物，需守护输注。

（三）避免夜间化疗

非紧急情况，夜间不行化疗。

（四）加强对患者的健康宣教

以多种形式（口头、书面资料、宣传栏等）加强患者的宣教，让患者及家属了解 CVAD，同时联合医生对化疗患者进行讲解，告知化疗期间 CVAD 的重要性、必要性。

第八章

造血干细胞移植后皮肤移植物抗宿主病的护理

第一节　移植物抗宿主病概述

一、移植物抗宿主病的定义

GVHD 是目前 allo–HSCT 包括骨髓移植、外周血造血干细胞移植、脐带血移植等的主要并发症。少数实质脏器移植，如肝移植、小肠移植等也可能产生 GVHD，GVHD 是多系统疾病，皮肤是最常受 GVHD 影响的器官，也最易被发现和诊断，也经常伴发黏膜、毛发或指（趾）甲的异常。对全身其他器官的排异反应有重要的预警作用。在临床护理工作中，应密切观察，及时、准确地识别皮肤异常，为 GVHD 的早期诊治提供帮助。

过去临床上常依据发病时间，以移植后 100 天为临界点，将 GVHD 分为 aGVHD 和 cGVHD 两种类型。目前倾向于运用临床表现来界定不同的 GVHD，而非基于一个规定的时间段。急性皮肤 aGVHD 皮损发生之前，瘙痒往往是先出现的症状之一，之后从肩部和颈部、手掌和脚底开始出现斑丘疹，通常会像红皮病一样扩散到躯干和四肢，在严重的情况下，表皮损伤可能表现为类似于 Ⅱ 度烧伤或中毒性表皮坏死松解症的大疱。严重者皮损可在数天内扩散至全身。cGVHD 表现更加多样，可能类似于几种自身免疫性疾病。cGVHD 皮损的突出表现是色素沉着或者脱失、脱屑增厚、角化不良、苔藓样皮疹、硬化性皮炎或脂膜炎和筋膜炎等。cGVHD 皮损通常与伤口愈合障碍、体毛脱落或脱发有关，晚期硬皮病 cGVHD 可能演变为具有严重功能障碍的皮肤硬化或关节挛缩。但是，临床观察到cGVHD 与移植物抗白血病效应相关，这是由于同种异体反应供体细胞对肿瘤细胞的免疫反应。

二、移植物抗宿主病的发病机制

aGVHD 和 cGVHD 均为移植物细胞/免疫介质与宿主组织相互作用的结果。aGVHD 的主要机制是一种由 T 细胞介导的炎症，是移植前预处理方案（放化疗）导致的组织损伤。中性粒细胞和单核细胞等免疫细胞还通过多种机制引发炎症，包括活性氧（ROS）产生，通过病原体相关分子模式（PAMP）和危险相关分子模式（DAMP）释放促炎信号，促炎性细胞因子和趋化因子直接损伤上皮细胞，并激活供体 T 细胞。这些 T 细胞迁移到淋巴组织，在淋巴组织与移植早期出现的宿主 APC 以及移植后期出现的供体 APC 相互作用，检测抗原组织不相容性，所谓的"同种异体"反应性细胞毒性 T 细胞迁移到皮肤等靶组织造成组织损伤。患有更严重 aGVHD 的患者皮肤中肥大细胞的数量增加，推测其在 aGVHD 的发展中充当效应细胞。另外，肥大细胞来源的 IL-10 在抑制由主要组织相容性复合体（MHC）抗原错配引起的 aGVHD 中起重要作用。

cGVHD 的病理生理学则更加复杂。胸腺失调导致阴性选择不良、Th17 细胞和毒性 T 细胞组织浸润并导致损伤，缺乏调节性 T 细胞，以及 B 细胞过度活跃并产生自身/同种抗体，均参与了介导皮肤纤维化的复杂机制。cGVHD 常在移植后 100 天后发生，表现为皮肤、肺、消化道和软组织的纤维化和慢性炎症，受累组织的病理学表现为细胞成分相对较少，纤维增生较多。cGVHD 发病机制复杂，涉及多种细胞和损伤类型，常分为早期炎症和组织损伤、慢性炎症和免疫失调以及异常组织修复和纤维化三个阶段。早期炎症是预处理和供体 T 细胞活化引发的。血管内皮细胞损伤促进供体免疫细胞向靶器官移行，供体来源的效应 T 细胞、B 细胞和 APC 产生了针对宿主组织的免疫反应去除调节性 T 细胞，通过钙调磷酸酶抑制剂抑制其功能以及胸腺损伤/功能障碍均可影响免疫耐受性。异常修复机制促进成纤维细胞活化、胶原沉积和纤维化，导致不可逆的终末器官损伤和功能障碍。

三、移植物抗宿主病的诊断与分级

GVHD 是一种多器官损害疾病，不同系统损害的临床表现可能同时或者相继发生，在鉴别诊断上可以彼此印证，共同参与对预后的估计和对治疗反应的评价。对 GVHD 的诊断需要整体考虑，目前广泛被认可的、用于诊断 GVHD 的是美国国立卫生研究院（NIH）的共识标准，按照临床表现来界定不同的 GVHD。GVHD 在临床上表现为 3 种类型：aGVHD、cGVHD 和 GVHD 重叠综合征。

用于诊断 GVHD 的 NIH 共识标准将 GVHD 临床表现分为 cGVHD 的"诊断性"或"特征性"表现，或者 aGVHD 和 cGVHD 共有的表现。基于发病时间和特征，GVHD 又进一步分为：

（1）经典 aGVHD：发生在 allo-HSCT 后 100 日内且表现为 aGVHD

特征，患者没有诊断性和特征性的 cGVHD 特征。

（2）持续、复发、迟发型 aGVHD：发生在 allo - HSCT 后 100 日之后，并伴 aGVHD 特征。患者没有诊断性和特征性的 cGVHD 特征。

（3）经典 cGVHD：可能发生在 allo - HSCT 后任何时间，患者存在诊断性和特征性的 cGVHD 特征。患者没有 aGVHD 特征。

（4）GVHD 重叠综合征：可能发生在 allo - HSCT 后任何时间，并同时伴有 cGVHD 和 aGVHD 的特征。有时它被通俗地称为"慢加急性 GVHD"。

（一）aGVHD 的诊断及分级

aCVHD 的诊断目前尚有困难，aGVHD 可发生于 allo - HSCT 后任何时间，但最常发生于移植后最初数月内或免疫抑制剂减量后。若患者在移植后 100 日内出现典型皮疹、腹部绞痛伴腹泻，以及血清胆红素升高，则可仅依据临床表现诊断为 aGVHD，aGVHD 的分级和分度分别见表 8 - 1 - 1、表 8 - 1 - 2。组织学检查有助于确诊皮肤和胃肠道 GVHD。经皮肝脏活检出血风险高，而大多数 GVHD 患者都存在血小板减少，此时可选择更为安全的经颈静脉肝脏活检。生物标志物可以预测临床 aGVHD 的发生及严重程度，并能帮助指导治疗。

表 8 - 1 - 1　aGVHD 分级

分级	皮肤	肝脏（胆红素）/（$\mu mol \cdot L^{-1}$）	胃肠道（腹泻量）/（$mL \cdot d^{-1}$）
0 级	没有皮疹	< 34.2	< 500
1 级	皮疹面积 < 25%	34.2 ~ < 51.0	500 ~ < 1 000
2 级	皮疹面积 25% ~ 50%	51.0 ~ < 102.0	1 000 ~ < 1 500
3 级	皮疹面积 > 50%	102.0 ~ 256.5	1 500 ~ 2 000
4 级	广泛红皮病（皮疹面积 > 50%）伴大疱形成和表皮剥脱	> 256.5	> 2 000 或有腹痛或肠梗阻

表 8 - 1 - 2　aGVHD 分度

分度	皮肤	肠道	肝脏
I	1 ~ 2 级	—	—
II	1 ~ 3 级	1 级	1 级
III	2 ~ 3 级	2 ~ 3 级	2 ~ 3 级
IV	4 级	4 级	4 级

（二）cGVHD 的诊断及分级

1. cGVHD 的诊断

cGVHD 的症状和体征被认为是 cGVHD 诊断和分类的标准（详见表

8-1-3)。cGVHD 的临床诊断没有时间限制，但至少有一项符合 cGVHD 的临床表现（如扁平苔藓样变、硬皮病、皮肤异色病或食管受累），或在同一或其他器官上至少有一项经病理活检或其他相关检查证实的特异性表现。

表 8-1-3 cGVHD 的症状和体征与诊断的关系

器官或部位	足以确诊 cGVHD 的症状和体征	见于 cGVHD 但单独不足以诊断的症状和体征	常见症状和体征（aGVHD 及 cGVHD 都可见）	其他症状和体征
皮肤	皮肤异色病 扁平苔藓样特征 硬化样变 硬皮病 硬化苔藓样变	色素脱失	红斑 斑丘疹 瘙痒	出汗减少 鱼鳞病 毛周角化 色素减退 色素沉着
指(趾)甲		营养不良 纵向垄起，开裂或易碎 甲剥离 甲胬肉 甲缺失[a]［通常对称，影响大部分指(趾)甲］		
头部		新出现瘢痕或无瘢痕性脱发症（放化疗恢复后） 鱼鳞样、丘疹鳞屑性损伤		头发变稀，通常呈片状，粗糙或晦暗（不能用内分泌或其他原因解释） 头发过早变灰
口腔	苔藓样变 角化斑 因硬化而张口受限	口腔干燥 黏液囊肿 黏膜萎缩 伪膜[a] 溃疡[a]	牙龈炎 黏膜炎 红斑 疼痛	
眼		新出现的眼干、沙眼及眼痛 瘢痕性结膜炎 干燥性角结膜炎[b] 点状角膜病融合区		畏光 眼眶周围色素沉着 睑缘炎（眼睑红斑、水肿）
生殖器	扁平苔藓样变 阴道瘢痕或狭窄	糜烂[a] 龟裂[a] 溃疡[a]		

续表

器官或部位	足以确诊 cGVHD 的症状和体征	见于 cGVHD 但单独不足以诊断的症状和体征	常见症状和体征（aGVHD 及 cGVHD 都可见）	其他症状和体征
胃肠道	食管网 食管中上 1/3 狭窄[a]		厌食症 恶心 呕吐 腹泻 体重下降/不能发育(儿童)	胰腺外分泌功能不全
肝			总胆红素、碱性磷酸酶>正常上限 2 倍[a] 丙氨酸转移酶（ALT）/天冬氨酸氨基转氨酶（AST）>正常上限 2 倍[a]	
肺	肺活检诊断闭塞性细支气管炎	由肺功能检查（PFTs）和放射学诊断的闭塞性细支气管炎[b]	闭塞性细支气管炎伴机化性肺炎	
肌肉筋膜	筋膜炎	肌炎或多发性肌炎[b]		水肿
关节	继发于硬化的关节僵硬或挛缩			肌肉痛性痉挛 关节痛或关节炎
造血和免疫系统				血小板减少 嗜酸性粒细胞增多 淋巴细胞减少症 低或高丙种球蛋白血症 自身抗体自身免疫性溶血性贫血（AIHA）、ITP
其他				心包或胸腔积液 腹腔积液 周围神经病 肾病综合征 重症肌无力 心脏传导异常或心肌炎

注：a. 在所有情况下，必须排除感染、药物作用、恶性肿瘤或其他原因；b. cGVHD 的诊断需要病理活检或放射学证实，或眼 Schirmer 试验［Schirmer 试验 5 分钟平均值≤5 mm（双眼均值），或有干燥性角膜结膜炎症状者经裂隙灯检查平均值6~10 mm］，或肺功能检查证实。

2. cGVHD 的分级

依据 NIH 评分系统，按患者病情严重程度将 cGVHD 大致分为：

1）轻度：≤2 个器官/部位受累且不存在有临床意义的功能障碍。

2）中度：①3 个器官/部位受累且不存在有临床意义的功能障碍。②≤1 个器官/部位受累且存在有临床意义的功能障碍，但无严重失能。

3）重度：存在 cGVHD 引起的严重失能。

四、移植物抗宿主病的预防和治疗

（一）GVHD 的预防

GVHD 预防的核心是通过药物或 T 细胞去除来对供体细胞进行免疫抑制。常见预防方法如下。

1. 药物抑制

GVHD 的主流药物预防方案包括钙调磷酸酶抑制剂（环孢素或他克莫司）联合抗代谢药物（如甲氨蝶呤或吗替麦考酚酯）。临床也常根据情况调整或添加霉酚酸酯（MMF）等其他药物。

2. 联合体内或离体 T 细胞清除

1）体内 T 细胞清除 常用抗胸腺细胞球蛋白（ATG）和移植后环磷酰胺（PTCy）。ATG 是多克隆性免疫球蛋白，通过将各种细胞制剂注射到动物体内制备。其可用于移植预处理方案（以减少移植物排斥）或在 allo－HSCT 后减轻 GVHD，特别是移植物导致 GVHD 风险增加的情况。GVHD 预防首选兔抗胸腺细胞球蛋白（rATG），其效果优于马抗胸腺细胞球蛋白（hATG），且效价的批间误差较小。PTCy 可降低 allo－HSCT 后 aGVHD 和 cGVHD 发生率，作用机制尚不明确，但 PTCy 可能会清除或抑制宿主的同种异体反应性 T 细胞和/或支持调节性 T 细胞介导的耐受。

2）离体 T 细胞清除 去除供体骨髓中 T 细胞的方法包括以下几种。

（1）用广泛反应性单克隆抗体（如抗 CD52、抗 CD2、抗 CD3 和抗 CD5 抗体）或反应范围较窄的单克隆抗体（如抗 CD8 和抗 CD25 抗体）离体处理供体骨髓。

（2）物理性分离技术，包括密度梯度离心法、凝集素选择性消耗、细胞毒性药物处理，以及抗 T 细胞血清或单克隆抗体。

3）其他药物治疗 阿巴西普、利妥昔单抗、西罗莫司、西格列汀、托珠单抗等。

（二）aGVHD 的治疗

1. 1 级 aGVHD 治疗

1 级 aGVHD 的处理重点是局部治疗（如外用类固醇）和优化预防措施（如联合使用环孢素、他克莫司和/或甲氨蝶呤，出现任何等级变化时应调整环孢素浓度，以确保在治疗水平 200 ~ 300 μg/L）。抗组胺药可作为辅助治疗，用于有瘙痒症状的患者。

2. 2 ~ 4 级 aGVHD 治疗

2 级或以上 aGVHD 是指肝脏或胃肠道受累，或皮肤受累超过体表面积的 25%。糖皮质激素（如甲泼尼龙）是主要治疗方法。对于糖皮质激素难治的 aGVHD 患者可选用芦可替尼、吗替麦考酚酯、依那西普、喷司他丁、西罗莫司、ATG、体外光分离置换疗法、单克隆抗体、间充质基质细胞等治疗。

（三）cGVHD 的治疗

1. 轻度 cGVHD 的治疗

采用局部或外用药物治疗，以避免全身应用糖皮质激素和/或其他免疫抑制剂的不良反应和并发症。但在某些非常广泛的轻度 cGVHD 病例（如皮肤受累 > 50% 体表面积），即使口服糖皮质激素或其他免疫抑制剂有毒性且可能引起并发症，也可酌情选择全身治疗。外用糖皮质激素（氢化可的松软膏）能缓解瘙痒和肿胀等症状，外用钙调磷酸酶抑制剂（如他克莫司软膏、吡美莫司软膏）能有效控制症状并减少全身应用糖皮质激素的用量。皮肤保护剂（如氧化锌）可以保护皮肤，缓解皮肤刺激和瘙痒，有收敛作用。局部理疗（如光疗）可作为系统性治疗的辅助治疗方法，主要有窄谱紫外线（311 nm）、宽谱中波紫外线（280 ~ 320 nm）和补骨脂素光化学疗法（口服补骨脂素后照射长波紫外线）。中波紫外线容易被表皮吸收，长波紫外线能深入真皮，因此以紫外线 B 为基础的光疗对苔藓样 cGVHD 皮损反应良好，以紫外线 A 为基础的光疗对硬化性 cGVHD 皮损效果较好。

2. 中度或重度 cGVHD 的治疗

根据 2014 年 NIH 专家共识，凡符合中至重度 cGVHD 的患者均应接受全身系统性治疗。必要时可在基础治疗上加用局部治疗来减轻局部症状。钙调磷酸酶抑制剂（如环孢素）联合糖皮质激素使用，是 cGVHD 全身系统性治疗的一线标准方案。一方面，糖皮质激素有较强的抗炎及免疫抑制作用，但长期大剂量使用副作用大，易增加感染风险及导致高血压、血糖紊乱、股骨头坏死等副作用，不仅影响患者的生活质量，还有危及生命等危险。另一方面，cGVHD 与移植物抗肿瘤（GVT）效应密切相关，过度免疫抑制有可能减弱 GVT 效应从而增加复发和感染的风险，而治疗不足又会无法控制 cGVHD 的进展程度，从而增加移植相关并发症及死亡率。因此 cGVHD 新的治疗方法和治疗靶点（T 细胞和 B 细胞及其相关信号通路）将越来越多地应用于 cGVHD 的治疗，作为二线治疗的方案。常见的二线药物有霉酚酸酯、喷司他丁、西罗莫司、抗 CD20 单抗、布鲁顿酪氨酸激酶（Bruton tyrosine kinase，BTK）抑制剂（如伊布替尼）、JAK抑制剂（如芦可替尼）等。

第二节　皮肤移植物抗宿主病的临床表现

一、皮肤急性移植物抗宿主病的临床表现

皮肤 aGVHD 是 allo - HSCT 后的常见并发症，通常表现为轻微的弥漫性红斑及丘疹，缺乏特异性。皮肤 aGVHD 常出现在移植后 2 ~ 3 周，发生率为 60% ~ 80%，常表现为皮疹样发作，伴红色至紫色病变。皮肤 aGVHD 常以耳、手掌、会阴部或足底的红斑状、按压时红色会消失的斑丘疹为初始表现（见附图 8、附图 9）。颈外侧、面颊和上背部是早期受累的其他常见部位，某些患者可表现为滤泡性皮损。随着皮肤 aGVHD 的进展，损伤变得广泛，发疹通常呈麻疹样外观，可能出现光滑的或过度角化的丘疹以及炎症后色素沉着，较严重时患者可出现非典型的靶形皮损、全身红皮病样皮损、大疱或广泛性皮肤坏死脱落，类似于 Stevens - Johnson 综合征（SJS）或中毒性表皮坏死松解症的表现（见附图 10、附图 11）。皮肤 aGVHD 患者可能诉皮肤瘙痒和烧灼感，部分患者在可见的皮损发生前有皮肤疼痛或瘙痒。临床上根据患者皮肤受累的程度将皮疹的严重程度分为 4 级，详见第三章第一节"（六）移植物抗宿主病"。

此外，皮肤 aGVHD 需要注意与其他皮肤损伤进行鉴别。移植前通常进行了化疗预处理，有可能发生化疗反应或药疹，移植后早期容易并发病毒感染引起病毒疹。药疹和病毒疹的临床表现与 aGVHD 相似，但治疗方法不同，所以尽早区分药疹、病毒疹和皮肤 aGVHD，对患者的治疗和预后有积极意义。鉴别诊断最可靠的方法是皮损组织病理学检查。有学者认为，皮肤 aGVHD 组织病理学诊断的金标准为基底细胞空泡变性、角质形成细胞角化不良以及浅层血管周围单核细胞浸润。皮肤 aGVHD 应与以下疾病进行鉴别，具体方法如下：

1. 麻疹样药物反应

不太可能从临床表现上区分麻疹样药物反应和皮肤 aGVHD，麻疹样药物反应常在首次暴露于刺激药物后 7~10 日出现，然而，再次暴露于刺激药物可能导致更快速的发作（1~2 日）。与最常起始于头部、颈部和肢端部位的 aGVHD 不同，麻疹样药物反应通常起始于躯干并在数日内蔓延至下肢。

2. 病毒性皮疹

病毒感染（如巨细胞病毒）可使 allo－HSCT 后的患者出现斑丘疹或麻疹样疹。继发于病毒性皮疹的皮肤活检标本通常显示稀疏的血管周围有淋巴细胞浸润。疾病特异性临床、实验室或组织病理学表现（如巨细胞病毒感染时核内包涵体）可能有助于区分病毒性皮疹与皮肤 aGVHD。

3. 淋巴细胞回归疹

淋巴细胞回归指在骨髓消融治疗后淋巴细胞返回外周循环的现象。淋巴细胞回归疹是一种会发生一过性发热的自限性皮疹，最初的描述见于化疗患者的淋巴细胞计数恢复后。与 aGVHD 不同，此类皮疹不会出现胃肠道和肝脏异常。组织病理学检查通常显示浅表血管周围有单个核细胞浸润，但也已观察到与 1 级或 2 级 aGVHD 相似的组织病理学表现。

4. 肢端红斑

肢端红斑也称掌跖感觉丧失性红斑，是一种化疗并发症。与 aGVHD 一样，肢端红斑可累及手掌和足底，可出现对称性痛性水肿和红斑，还可能出现水疱和表皮脱落。

5. 中毒性表皮坏死松解症

中毒性表皮坏死松解症是一种由治疗用药引起的严重皮肤反应，严重的 aGVHD 病例与其有相同的临床表现和组织病理学特征。中毒性表皮坏死松解症起始，患者通常出现暗红色斑疹，然后迅速发展为广泛的水疱和皮肤脱落。对已确定的病变部位进行组织病理学检查可见表皮下大疱及表皮全层坏死。重度 GVHD 与中毒性表皮坏死松解症有时无法区分。

6. 急性放射性皮炎

急性放射性皮炎表现为皮肤红斑、脱屑、水疱或皮肤坏死，其组织病理学特征类似于 aGVHD，表现为基底层空泡化、角质形成细胞凋亡、卫星细胞坏死和浅表血管周围淋巴细胞浸润。

7. 多形红斑

多形红斑是一种免疫介导性疾病，最常发生在单纯疱疹病毒感染的情况下。与 aGVHD 一样，多形红斑的组织病理学表现包括角质形成细胞坏死、表皮下裂隙以及基底部角质形成细胞空泡化。靶形皮损提示多形红斑。

二、皮肤慢性移植物抗宿主病的临床表现

cGVHD 患者中皮肤受累者占 90%，且皮肤通常是 cGVHD 的首发表现。cGVHD 的临床表现与自身免疫性疾病或免疫异常性疾病相似，需根据患者临床表现及组织病理学检查鉴别诊断。皮肤 cGVHD 的表现形式多种多样，按皮损的受累面积分为局限性和泛发性两种，大致按皮损进展过程分为苔藓样 cGVHD 和硬化样 cGVHD 两个阶段。苔藓样 cGVHD 常发生在病程早期，表现为红色或紫色的丘疹或斑块，顶端附着细小鳞屑，可融合成片，部分伴瘙痒感（见附图 12 至附图 14）。手掌、足底、躯干、四肢及眶周区域均可受累，组织病理学表现与经典的扁平苔藓类似。硬化样 cGVHD 常发生在病程晚期，部分由苔藓样皮损进展而来，表现为皮肤硬化（见附图 15）、弹性消失、与皮下组织紧密相连，累及肌肉及关节时出现肌筋膜炎、关节强直、关节挛缩，此期皮损不可逆，当病变范围广泛时严重影响患者的生活质量。

其他表现有色素沉着或减退、溃疡、湿疹样改变、大疱病变、肉芽肿样病变、狼疮样改变、豹皮样改变、瘢痕性脱发、指甲受累、毛囊角化病、全身性瘙痒表现等。皮肤附属器（如温度和触觉感受器及汗腺）损害，导致皮肤对温度变化的调节功能、感觉功能及排汗功能障碍。

第三节　皮肤移植物抗宿主病的护理

一、基础护理

将重度皮肤 GVHD 患者安置于无菌病房，实行全环境保护性隔离，每日更换消毒灭菌衣物及床单、被套，预防感染发生。将轻至中度皮肤 GVHD 患者安置于单人病房，房间保持清洁卫生，定期消毒，每日早晚通风 1 小时，保持室温在 22 ~ 24℃，湿度在 40% ~ 60%，可降低感染的发生率。保持床单元整洁，及时清除掉落的皮屑，更换污染的被服，保持床单平整，避免皮肤受压。根据天气选择合适的穿着，宜宽松舒适，勿受凉或过热，穿纯棉、宽松、便于穿脱的衣服，减少对局部皮肤的刺激和摩擦。做好皮肤的基础清洁与保护，每日用温水擦洗无破溃的皮肤，忌用碱性肥皂水，以免刺激皮肤。

二、皮肤的护理

(一)皮疹观察及护理

皮肤 GVHD 最典型表现为双手掌（特别是大小鱼际）及双脚掌发红伴或不伴疼痛，继而耳后、面部、颈部、手背、脚背、四肢出现散在皮疹，伴或不伴皮肤瘙痒、疼痛。观察并准确记录皮疹发生的位置、颜色和完整性，皮疹的进展及伴随症状，有无新发水疱及其大小等，还需注意与药疹相鉴别。当患者皮肤瘙痒时指导患者勿用力抓挠皮肤，积极配合医生给予抗组胺药治疗，皮肤完整者可涂擦炉甘石洗剂止痒。当皮疹发红、疼痛时，注意减压（尤其是长期受压部位，如骶尾部），保护受损皮肤，促进皮肤愈合。由于皮肤失去了汗腺和皮脂腺的滋润作用，易出现干裂，并可伴有瘙痒或疼痛不适，甚至有干裂出血，可使用甘油或润肤剂滋润皮肤，缓解皮肤干燥及脱屑情况，增加皮肤柔软度，保持皮肤完整性。当皮肤温度觉出现异常时，洗浴时注意调节好水温，避免发生烫伤。过度紫外线辐射可导致 GVHD 患者皮肤病变的恶化及癌变，因此需进行可见光的防护。在日常生活中强光时间段应尽量避免外出，外出注意防晒，常备防晒衣、墨镜、遮阳伞、遮阳帽等装备，涂抹含物理防晒剂的防晒霜，多补充维生素 C 及胡萝卜素。

(二)水疱的护理

在水疱发生后首先尽量保持水疱表面皮肤的完整性，然后根据发生的位置、大小、是否破溃做相应的处置。对于直径 <1 cm 水疱可不予特殊处理，让其自行吸收，避免压迫、摩擦损伤皮肤。对于直径 >1 cm 难以自行吸收而未破的水疱，予安尔碘消毒后，在水疱最低点用无菌注射器穿刺并吸出疱内液体，使皮肤贴合，护理重点是需保证疱皮完整，从而形成湿性愈合环境，阻断外界细菌与创面接触，促进其愈合。水疱破溃后应以预防感染和加快创面愈合为主，用无菌生理盐水清洗创面、安尔碘消毒待干，用棉球或棉签轻轻将表皮展开覆盖创面，预防创面感染。创面可涂重组人粒细胞刺激因子促进愈合，外敷医用凡士林纱布加无菌纱布包扎，有黄液时予莫匹罗星外涂。

(三)皮损的护理

在皮肤损伤后应注意无菌操作，避免创面的感染。对于大面积皮肤受损且暴露者，可将其安置于无菌病房进行保护性隔离。皮损处采取暴露疗法，充分暴露皮肤，观察皮损处有无渗液，渗液的颜色及性质等，及时清洁并更换渗液的纱布。破溃面予无菌生理盐水清洗，聚维酮碘溶液消毒后予红霉素软膏及莫匹罗星涂抹，油纱布覆盖，待药物吸收后暴露创面于空气中以加快干燥。也可将纳米银无菌敷料剪成相应大小敷在皮损处，有渗出时及时更换。创面有渗液时可用烤灯促进吸收，人工细胞愈合膜外敷可促进创面愈合。每次换药时动作轻柔，忌强行拉扯，用无菌剪刀剪去周围坏死皮肤及卷边脱落的纱布，以免出现新的创面。破溃处皮肤不能承受重力者，需用支架支起盖被，避免与皮肤摩擦，加重损伤，支架应用无菌纱布缠绕以预防感染。每日更换衣物及床单，增加翻身次数，避免创面受压及摩擦加重皮肤损伤。在皮损结痂后应使痂壳自然脱落，指导患者勿抓挠结痂处皮肤，避免损伤皮肤、出血，导致创面反复结痂，延迟愈合。合理应用疼痛评估工具对疼痛患者进行评估，并遵医嘱使用镇痛药。

（四）眼部、会阴及肛周的护理

眼部皮肤硬皮化现象会导致睁眼困难，可予毛巾热敷双眼，促进眼部血液循环。当眼睛干涩、畏光时，遵医嘱应用玻璃酸钠滴眼液滴眼来缓解眼干症状，外出佩戴墨镜，减少强光对眼的刺激。眼周皮肤可涂抹红霉素眼膏，缓解皮肤干痒症状。臀部皮肤较常受压，会阴、肛周皮肤容易潮湿，易出现或加重原有损伤。在臀部皮肤破损后应充分暴露破溃处，尽量侧卧，增加翻身次数，便后用温水清洗，碘伏局部消毒，破溃处可予红霉素、莫匹罗星、紫草油涂抹。男性患者阴囊与阴茎贴合处用纱布固定向上提起，以使该处干燥，予2%呋喃西林擦洗，油纱布和无菌纱布覆盖，或用雷夫诺尔纱布湿敷起收敛作用。女性患者双腿分开暴露会阴，护理时注重保护患者隐私。

（五）深静脉置管的护理

PICC 是移植期间常用的静脉管路，allo－HSCT 术后并发皮肤 GVHD 的患者，除有皮疹、皮损外，皮肤也较薄弱，更易受损，因此在 PICC 维护中更应注意皮肤的保护。在 PICC 的维护中，注意无菌操作，采取 0°或 180°缓慢轻轻揭除敷贴，对于黏性大不易揭除的敷贴，可用热毛巾湿敷，能使透明敷贴软化且黏性降低，也可轻轻揭起敷贴一角，然后用消毒棉签边涂擦黏合处皮肤边轻轻揭除敷贴，从而避免损伤皮肤。敷贴可选择规格为 6 cm×7 cm 抗过敏性质的小敷贴来缓解皮肤的瘙痒感，小敷贴与局部皮肤接触面积相对较少，进而减少了医用黏胶对皮肤刺激的面积，这对皮肤具有一定的保护作用。对于 PICC 周围皮肤有大面积水疱或皮肤剥离者，可用无菌纱布固定，再用网套或弹力绷带加以保护，需注意松紧度适宜。胶带切忌贴在皮肤上，以防二次损伤皮肤。用纱布固定的 PICC 更应严密观察固定情况、评估导管功能，隔一天维护一次，遇松脱、污染等异常需立即处理。

三、物理治疗与康复

具有硬化特征的皮肤病变可引起肌肉挛缩，导致患者的生活质量明显降低。因此，积极预防和及早发现病变很重要，还可采用物理治疗和康复治疗来促进肢体功能的恢复。光疗安全性虽较高，但有致癌风险，治疗皮肤 GVHD 时，光疗起始剂量和最大负荷量须比其他疾病用量低，治疗时需注意遮挡保护周围正常皮肤，避免使用有潜在光毒性的药物。关节处可涂抹维生素 E 乳膏、润肤乳、甘油、橄榄油等，有利于滋润皮肤和缓解紧绷感。在规范用药的同时，适度的功能锻炼可缓解症状、改善并促进关节功能恢复。指导患者加强手指、腕部、肘部及膝关节锻炼，追踪执行情况，帮助患者逐步恢复关节功能，改善日常生活动作的协调性。

四、用药指导

全身系统性治疗时要严格遵医嘱用药，按时、按剂量服药，禁止擅自增减或停止服药。教会患者及家属自我管理，定期监测血常规及肝肾功能，观察药物的作用及不良反应。当局部使用糖皮质激素时，若皮损过厚影响了药物吸收，可先对皮肤进行湿敷，增加皮肤含水量，有助于药物的渗透。当局部使用钙调磷酸酶抑制剂时，皮肤敏感者可有烧灼感，因此在用药前可先用少量糖皮质激素软膏来缓解。外用他克莫司安全性较高，系统吸收量较少，但在屏障功能损伤、皮损面积大、使用了封闭包扎方式等情况下，药物经皮吸收量较多，建议定期监测他克莫司血药浓度。

五、健康教育

医务人员需耐心向患者解释病情的发展、注意事项、治疗方法及转归过程，让患者知晓并重视治疗的目的和意义，更好地配合治疗。教会患者观察异常皮肤，告知系统性治疗的重要性，不能随意增减药物剂量，严格遵医嘱服药及复查，注意观察药物作用及不良反应。指导患者进行康复锻炼，提高关节柔韧性，避免关节废用导致生活质量下降。

六、心理护理

由于皮损、皮肤色素沉着、服用糖皮质激素后导致的库欣综合征使患者形象改变，严重者有活动功能受损，患者可能出现自卑、抑郁等不良心理反应。医务人员及家属需关注患者情绪变化，增加沟通，耐心倾听，正确引导其宣泄不良情绪；帮助患者维持自我形象，如脱发患者可戴头巾或假发，皮损处使用合适的遮挡方法。发动亲属、朋友及社会支持力量，不歧视、不排斥患者，给予患者陪伴和关心，营造温馨的氛围，让患者活出自己的价值感。

第四节　护理案例分析

一、病史简介

患者，女，48 岁，因"无明显诱因出现头昏、乏力 8⁺月"入院，诊断为急性淋巴细胞白血病，拟行 allo－HSCT 入院。入院前完善相关检查并植入 PICC，胸部 CT 提示双侧胸腔积液，行右侧胸腔穿刺置管，积液缓解后拔管入层流仓进行移植。入仓后给予 TBF＋ATG 方案（塞替派、氟达拉滨、白消安、ATG）预处理后输注 A 型 Rh（D）阳性女儿来源 HLA 5/10 相合外周血造血干细胞。移植后常规预防感染、止吐、护胃、护肝、输注辐照红细胞悬液及血小板等对症支持治疗，给予聚乙二醇化重组人粒细胞刺激因子促进造血，PTCy、环孢素预防 GVHD。低谷期查血结果示白细胞计数 $0.01 \times 10^9/L$，血红蛋白 55 g/L，血小板计数 $5 \times 10^9/L$，白蛋白 19.6 g/L，血糖 19.91 mmol/L，B 型钠尿肽前体出现危急值（5 816 ng/L）。14 天后患者白细胞植入成功，20 天后血小板植入成功。在此期间患者消化道症状明显（食欲下降、恶心、呕吐）、乏力、头晕、发热（最高 39.2℃）、口腔溃疡Ⅲ度。在 8 天后，患者出现上腹部疼痛、腹泻、血便，腹泻持续 32 天，为墨绿色水样便，如附图 16，最多腹泻次数 17 次/日，量约 1 000 mL；第 14 天出现干咳、胸闷、心累气紧、四肢水肿，胸部 CT 提示双侧胸腔积液；第 15 天颜面部、手掌、脚掌、躯干、会阴部出现红色皮疹（如附图 17、附图 18），后有瘙痒、烧灼感、刺痛感，诊断为皮肤及胃肠道 aGVHD；第 18 天双眼干痒、畏光；第 23 天出现一过性双眼凝视、躯体僵硬、呼之不应，持续约 1 分钟好转。经过右侧胸腔穿刺置管引流、降温、抗感染、镇痛、止泻、止血、吸氧、利尿限液、肠外营养支持及先后加用舒莱、吗替麦考酚酯、芦可替尼、ATG 抗 GVHD 治疗后，患者在第 37 天皮疹减少、颜色变暗（如附图 19），腹泻缓解，转入普通病房继续治疗。出仓后患者出现间断腹泻、尿频，偶有血尿，眼睛干涩、畏光、视物模糊，加用他克莫司治疗，艾曲泊帕促进造血，他克莫司滴眼液、小牛血去蛋白提取物滴眼液、左氧氟沙星滴眼液滴眼，氧氟沙星眼膏涂于眼睑内。第 69 天患者症状均缓解后出院，后门诊随访治疗，患者在移植后 1 年，恢复良好，日常生活均能自理。

二、护理措施

（1）病情观察：密切观察患者神志、意识、情绪、胃肠道反应，听取患者主诉（有无头晕、乏力、胸闷气紧、腹痛等不适），监测生命体征，准确记录出入量。移植后还需观察皮肤、大便有无异常，预防、及早识别 GVHD，尽早治疗。当心功能异常时，下肢水肿，予抬高下肢，协助半卧位休息，吸氧，控制入量，保持出入量平衡，控制输液速度，预防心力衰竭。当出现尿频、尿急、血尿等时，保持会阴部清洁，指导大量饮水，减轻膀胱刺激征。

（2）常规护理：加强基础护理，协助完成生活护理。根据患者病情及自理能力情况，每日协助患者入厕沐浴或床上擦浴、更换消毒衣物，予润肤乳或甘油涂擦皮肤保湿。早晚及三餐饭后协助患者刷牙，予唇膏涂擦双唇保湿。便后协助清洁肛周，予聚维酮碘稀释液清洗肛周后予紫草油涂擦。卧床期间，双侧予床档保护，避免跌倒，指导患者床上翻身活动，避免压力性损伤及肢体功能下降。

（3）用药护理：严格遵医嘱用药，高警示、高风险药物需双人核查清楚同时双人签字执行。用药后要观察药物作用及不良反应，及时与患者沟通，协助医生处理。

（4）管道护理：PICC 及胸腔引流管需妥善固定，保证通畅，每周或发现异常时应及时更换处理。更换敷贴时动作应轻柔，防止撕伤皮肤。每日观察并准确记录胸腔引流液的颜色、量以及患者的胸闷、气紧症状是否缓解。

（5）腹泻、肛周的护理：每日观察并准确记录患者腹泻的颜色、性质、量，留取大便标本送检。由于患者腹泻时间长、次数多，除遵医嘱使用生长抑素、蒙脱石散（后调整为盐酸洛哌丁胺）、金双歧、抗生素治疗外，还需做好肛周护理，防止肛周损伤感染。腹泻后予棉柔巾轻轻擦净肛周，予聚维酮碘稀释液清洗肛周，待晾干后予紫草油涂抹肛周皮肤，保护肛周皮肤完整。

（6）皮疹的护理：患者发生皮疹后出现瘙痒、疼痛不适，修剪患者指甲，指导勿抓挠皮肤，遵医嘱口服氯雷他定止痒、静脉输入甲泼尼龙抗排异。协助患者做好皮肤清洁，用温水沐浴/擦浴后，使用不含刺激性成分的护肤乳涂擦皮肤保湿，后涂抹炉甘石洗剂止痒。

（7）眼睛护理：当双眼干涩、畏光时，指导患者勿疲劳用眼，勿揉搓双眼，房间光线应柔和，遵医嘱使用滴眼液，眼周涂擦抗生素眼膏保湿。

（8）饮食护理：移植期间需食新鲜食材，饮食消毒，给予清淡、易消化且富含营养的食物。当患者出现口腔溃疡伴疼痛时，可用破壁机将大米、肉类和蔬菜打成流质，方便患者进食的同时保证营养供给。当患者出现腹泻、血便时，需禁食禁饮，遵医嘱给予肠外营养。

（9）心理护理：移植仓内患者单人居住，虽然通信设备发达，可以打电话、看视频，与家属通过电话、视频沟通，但移植期间药物反应及移植后 GVHD 的发生，让患者身心疲惫、痛苦、感觉孤独。医护人员在减轻患者躯体症状时，还需时刻关注其情绪变化，及时与其沟通，鼓励患者倾诉和发泄不良情绪，发动家属关爱患者，让其感受到家属及医护人员的关注及爱，积极战胜疾病。

三、护理体会

在住院期间护士应认真观察患者全身皮肤有无皮疹，皮疹发生及消退的时间，皮疹的形状、颜色、范围等，以及是否伴有腹泻、恶心、呕吐等其他症状。部分患者的皮肤问题常发生在出院后居家康复期间，因此做好患者及家属的出院指导非常重要，教会患者及家属对患者皮肤观察的方法，特别注意对耳部、手掌、足底、颈外侧、面颊、前胸和上背部的观察，发现异常及时就医处理。

第九章

血液系统疾病患者穿刺伤口的护理

血液内科患者常见的穿刺伤口包括静脉穿刺伤口、骨髓穿刺术和腰椎穿刺术后伤口、淋巴结活检术后伤口等，各类伤口的护理有所不同，本章将依次进行介绍。

第一节　静脉穿刺伤口的护理

PICC，即经外周静脉（贵要静脉、肘正中静脉、头静脉、肱静脉，新生儿和儿童头还可选用颈外静脉、大隐静脉等）穿刺置入中心静脉的导管，导管尖端位于上腔静脉下 1/3 处或上腔静脉和右心房交界处以及下腔静脉膈肌上水平。

CVC（central venous catheter，CVC）是通过颈内静脉、锁骨下静脉和股静脉进行穿刺，置入上、下腔静脉的导管。CVC 广泛用于患者的输液、输血、药物治疗、肠外营养和心血管疾病的介入诊治等方面，是监测血流动力学、进行大手术和救治危重患者不可缺少的手段。

完全植入式静脉输液港（totally implantable venous access port，TI-VAP）又称完全植入式静脉输液装置（totally implanted venous access devices，TIVADs），简称输液港（PORT），是一种可以完全植入体内的闭合静脉系统。由包含穿刺隔膜的港体和静脉导管组成，该系统应用无损伤针经皮肤刺入封闭的注射座，形成输路，其因可长时间保留、维护次数少、患者活动的自由度增加而优于其他静脉导管。

一、适应证和禁忌证

（一）适应证

1. PICC 穿刺适应证

（1）静脉治疗方案 >7 天。

（2）需反复采血、输血或输血制品的患者。

（3）有锁骨下或颈内静脉插管禁忌的患者。

（4）输注腐蚀性、刺激性、发疱性化疗药物；输注药物的 pH 值 <5 或 >9；渗透压 >900 mOsm/（kg·H_2O），如输注甘露醇。

（5）需肠外营养液支持的患者。

（6）缺乏外周静脉通路倾向的患者。

（7）危重患者抢救时。

2. CVC 穿刺适应证

（1）有严重创伤、休克及急性循环衰竭等危重情况的患者。

（2）需重症监护/血流动力学监测的患者。

（3）需中长期静脉输液/给药或者需要大量、快速输血/输液的患者。

（4）外周静脉通路不足，例如无法获得静脉通路，或治疗方案复杂者。

（5）需肠外营养支持的患者。

（6）外周穿刺困难的患者。

（7）需经静脉输入高渗溶液、强酸强碱类、化疗药物的患者。

（8）需体外治疗——进行血液透析、血液滤过和血浆置换的患者。

3. PORT 穿刺适应证

（1）需长期或反复静脉输注药物或输注血液制品的患者。

（2）需长期输注腐蚀性、刺激性药物的患者。

（3）需长期肠外营养支持的患者。

（4）需进行血标本采集的患者。

（5）外周静脉条件差，难以建立外周静脉通路的患者。

（二）禁忌证

1. PICC 穿刺禁忌证

（1）无合适的穿刺置管血管。

（2）严重出血性疾病。

（3）接受乳腺癌根治术或腋下淋巴结清扫术后患侧上肢。

（4）置管侧锁骨下淋巴结肿大或有肿块、安装起搏器或血液透析管道等。

（5）置管途径有外伤史、血管外科手术史、放疗史、静脉血栓形成史、锁骨下反复穿刺置管史。

（6）穿刺部位皮肤损伤、感染。

（7）腔静脉阻塞综合征（上肢禁忌）。

（8）确诊或疑似患者对器材的材质过敏。

（9）瘫痪侧肢体禁忌。

2. CVC 穿刺禁忌证

（1）严重凝血功能障碍。

（2）有中心静脉置管困难史的患者。

（3）穿刺部位皮肤感染。

（4）穿刺血管有血栓形成史，局部有放疗史。

（5）穿刺侧有明显气肿者，或已有气胸但未行闭式引流者。

（6）安装心脏起搏器同侧肢体。

（7）腔静脉阻塞综合征禁止用颈内静脉和锁骨下静脉穿刺置管。

3. PORT 穿刺禁忌证

1）绝对禁忌证

（1）无法控制的败血症或血培养阳性。

（2）严重的不可纠正的凝血功能障碍。

（3）确定或怀疑对 PORT 的材料过敏的患者。

（4）上腔静脉阻塞综合征。

2）相对禁忌证

（1）胸壁烧伤、创伤或肿瘤。

（2）预穿刺部位有放疗史。

（3）预插管部位有血栓形成迹象或经受过血管外科手术。

二、置管操作流程

（一）评估

1. PICC 穿刺前评估

（1）对患者进行评估：评估患者一般情况（包括文化程度、自理能力、认知情况等），病情和病史（手术史、放化疗史、血栓史等），静脉治疗情况（治疗方案、使用药物性质等），实验室检查结果（血常规、凝血功能等），穿刺部位皮肤情况，患者心理状态及理解，配合程度。

（2）血管的选择：首选贵要静脉，次选肘正中静脉。如在超声引导下穿刺，次选肱静脉。

（3）穿刺部位的选择：PICC 穿刺宜选择易固定、便于维护、患者舒适度好、置入后相关并发症少的部位。成人 PICC 穿刺置入部位以上肢肘关节上下 2~5 cm 为宜，肘窝至腋窝的中 1/3 段为最佳部位，右侧上肢优于左侧上肢，肘关节上优于肘关节下，或根据患者实际情况，选择非惯用手臂。婴幼儿 PICC 置入部位除上肢肘部和颈部外还可以选择腋部、下肢及头部。

（4）穿刺工具的选择：在满足患者静脉输液治疗需要的前提下选择型号最小的导管，宜选择直径≤45%血管内径的导管。

2. CVC 穿刺前评估

在为患者进行 CVC 穿刺前，操作者需要考虑患者的身体状况（如静脉闭塞、淋巴水肿）、置管相关风险（如凝血功能障碍疾病、肺部疾病）以及置管需求（如患者需求和导管使用时间）。

（1）对治疗方案进行评估：评估患者的输液时间、输注药物性质等。

（2）对患者进行评估：评估患者的基本信息、穿刺部位皮肤情况、患者心理状态和合作程度。

（3）穿刺部位的选择：①颈静脉，颈内和颈外静脉都是可靠的穿刺部位，颈内静脉穿刺成功率为 90%～99%。②锁骨下静脉，锁骨下静脉也是建立 CVAD 的常用部位。但穿刺置管操作风险相对较大，位置靠近肺尖及锁骨下动脉，穿刺不当易造成血胸、气胸。③股静脉，股静脉血管较粗，易于定位和穿刺，也可用于建立 CVAD，但股静脉穿刺的导管相关 DVT 发生率高于颈静脉或锁骨下静脉穿刺，且由于穿刺部位靠近会阴部，穿刺点易被污染，敷料不易固定，感染风险较高。

（4）穿刺工具的选择：需要考虑导管材质、型号等，原则上是在满足治疗前提下选择型号最小的导管。

3. PORT 穿刺前评估

PORT 的植入和拔除属于外科手术，需由有执照的外科医生来执行，PORT 应在局麻下或手术时植入。主要有两种植入方式：血管切开式导管植入法与经皮穿刺导管植入法。导管尖端理想的位置应位于上腔静脉与右心房交界处，须经 X 线透视进行定位检查确认。

（1）穿刺部位的选择：主要在颈胸部及上臂处。

（2）血管的选择：常植入的血管有颈胸部的颈内静脉、锁骨下静脉，上臂部的贵要静脉、肱静脉。

（3）实际植入的位置根据患者的个体差异决定。术前也需要对患者治疗方案、患者基本情况、穿刺部位皮肤情况、患者心理状态、接受程度以及穿刺导管的选择进行详细评估。

（二）实施

所有穿刺的实施，均需要由经过培训并取得相应资质的专业人员负责。穿刺前需要进行环境准备、患者准备、操作者自身准备、用物准备（包括药物准备），严格按照操作规程进行。

（三）置管后注意事项

1. PICC 置管后注意事项

（1）置管 48 小时内更换敷贴，观察局部出血情况。

（2）胸部 X 线确定 PICC 导管尖端位置正确后方可使用。

（3）不能在穿刺点上方扎压脉带抽血。

（4）禁止在置管侧手臂测量血压。

（5）禁止经非耐高压 PICC 注入 CT 等检查用的造影剂。

2. CVC 置管后注意事项

（1）警惕各种可能发生的并发症。

（2）不允许用于注射造影剂的高压注射，耐高压导管除外。

3. PORT 置管后注意事项

（1）置管后需行放射检查确认港体及导管的位置，了解导管位置及器材有无扭转或损耗。

（2）使用非耐高压导管时，避免使用 10 mL 以下注射器注药，避免高压推注造影剂，防止导管破裂。

（3）宜每 3~6 个月复查胸部 X 线 1 次。

三、健康指导

（一）活动

1. PICC 置管后活动指导

（1）患者置管 24 小时后做握拳运动，如使用握力器、弹力球握拳，200~300 次/天或早、中、晚各 100 次，长期坚持，促进血液循环。

（2）可做一般性日常工作、家务劳动，如写字、使用鼠标、吃饭、穿衣、漱口、洗脸等。睡觉时应注意更换体位，避免压迫置管侧肢体。

（3）可做弯曲活动，但是动作不要过猛。不可以做引体向上、托举哑铃等持重体育锻炼。

（4）不可提大于 3 kg 的重物，不可抓捏置管侧手臂。

（5）肘部活动时观察导管与圆盘连接处有无打折或折痕、有无渗血或渗液。

（6）适当活动，注意保暖，避免因感冒引起咳嗽、胸腔压力增高导致导管回血。

（7）在输液过程中如需进食或如厕，务必先将液体袋挂高，保证液体袋高于心脏 100 cm 左右，并确保液体滴注通畅，避免导管回血引起导管堵塞；如发现液体滴速减慢，请立即告知护士，及时给予处理。

2. CVC 置管后活动指导

翻身移动时注意保护，以防导管滑出。

3. PORT 置管后活动指导

24 小时内穿刺侧肢体减少活动，24 小时后可酌情增加活动，PORT 不影响日常工作及家务劳动。但上臂式 PORT 应避免置管侧肢体过度活动，勿提大于 3 kg 的物品。

（二）饮食

行中心静脉置管后的患者均需要均衡饮食，多食蔬菜水果等富含膳食纤维的食物，保持大便通畅，避免便秘增加腹压导致导管回血。足量饮水，在病情允许情况下，每日饮水 2 000 ~ 2 500 mL。

（三）沐浴

1. PICC 置管后

患者可以淋浴，禁止盆浴。沐浴前保护导管的方法有：戴 PICC 专用沐浴袖套或用保鲜膜贴紧皮肤缠绕 2 ~ 3 圈，宽度比置管处敷料多 3 ~ 5 cm。保鲜膜处缠一条干毛巾，手臂放在墙上呈 90°角，再用保鲜膜紧贴毛巾缠绕 2 ~ 3 圈，必要时可由家属协助。沐浴后请检查贴膜是否浸湿，如有浸湿请立即到医院更换。

2. CVC 置管后

患者应保持良好的个人卫生，勤洗澡，防止细菌在导管周围皮肤繁殖引起感染。洗澡时用封闭式敷贴将导管及肝素帽包裹好，尽量避免胸部以上部位沐浴，避免沐浴时浸湿敷料/敷贴，如有浸湿应立即更换。

3. PORT 置管后

局部切口 10 天需拆线，应保持局部皮肤清洁，PORT 切口愈合前不宜沐浴。保护好 PORT 植入部位，待伤口痊愈，患者可沐浴，日常生活亦如常，但是在插针治疗期间不宜进行沐浴，以免发生导管感染。

（四）局部伤口护理

1. PICC 局部伤口护理

PICC 每周至少维护 1 次。观察穿刺处局部有无渗血、渗液、分泌物等，观察穿刺周围皮肤有无湿疹、水疱、糜烂等，观察敷料有无卷边、松脱等。在去除敷料时要用自下而上"0°"或"180°"手法，尽可能不要污染敷料下皮肤及导管。进行导管维护时严格无菌操作，敷料要完全覆盖外露导管，以免感染；勿用乙醇棉签直接消毒穿刺点及导管；透明敷料应大于 10 cm×12 cm，且透气性能好。透明敷料应至少 7 天更换 1 次，如对透明敷料过敏，可使用水胶体敷料、薄型泡沫敷料或纱布敷料，纱布敷料应至少每 2 天更换 1 次；当纱布敷料和透明敷料一起使用时，应视同纱布敷料，至少每 2 天更换 1 次。当穿刺部位发生渗液、渗血时应及时更换敷料；穿刺部位敷料发生松动、污染等完整性受损时应立即更换。

2. CVC 局部伤口护理

同 "PICC 局部伤口护理"。

3. PORT 局部伤口护理

穿刺部位疼痛及局部敷料渗血、渗液、潮湿、松脱，需及时更换敷料，否则易造成感染及导管脱落。置管处皮肤出现红、肿、热、痛则表明皮下有感染或渗漏，需及时解决。在进行导管维护时需要戴手套，将一次性无菌纱布垫置于无损伤针蝶翼下方防皮肤压伤；贴膜时以穿刺点为中心，无张力垂放，完全覆盖纱布。最后用纱布固定延长管保护接头，纱布及胶带不可覆盖导管及穿刺点。在治疗间歇期，正常情况下每 4 周维护PORT 1 次；治疗期间，每 7 天更换 1 次无损伤针。

四、穿刺局部并发症处理

（一）静脉炎

静脉炎是指由化学、机械或细菌等原因引起的静脉血管炎症，临床表现为疼痛/触痛、红斑、发热、肿胀、硬结、脓性渗液，可触及静脉条索状改变。依据静脉炎的发生机制可分为：机械性静脉炎、化学性静脉炎、感染性静脉炎、血栓性静脉炎四种类型。静脉炎是临床最常见的静脉输液相关并发症，其发生率为 2.5% ~45%。

1. 分类与临床表现

（1）机械性静脉炎：机械性静脉炎是静脉壁受刺激所致，如反复局部穿刺、在关节或关节附近穿刺、导管尺寸过大、导管材质较硬、导管固定不良，多发生于经外周静脉穿刺时损伤血管内膜所致。临床表现为沿静脉出现条索状改变、变硬，局部红、肿、热、痛，通常发生在置管后48 ~72 小时，有文献报道其发生率为 17.0% ~32.3%。

（2）化学性静脉炎：化学性静脉炎是输注的液体或者药物对血管内膜的刺激，损伤血管内膜上皮细胞所致，如经外周静脉输注高浓度、刺激性、腐蚀性药物，速度过快、时间过长，超过静脉血管的应激能力，损伤血管内皮细胞，从而导致化学性静脉炎。临床表现为早期沿静脉走向出现条索状红线，局部组织发红、肿胀、灼热、疼痛，严重时伴畏寒和发热等全身症状。

（3）感染性静脉炎：感染性静脉炎或称细菌性静脉炎，是细菌（外源性或内源性）感染导管留置部位的静脉内膜受损所致，如静脉穿刺前皮肤消毒不充分、手消毒不充分和/或没有戴手套、在导管置入和输液期间未遵循无菌操作、在置入过程中导管或导管座内腔被污染、未能妥善固定导管，或由于关节活动导致导管移动，将皮肤上的微生物带入穿刺部位。感染性静脉炎患者除具备一般静脉炎患者的临床表现外，常见沿病变静脉走行的红线，表面皮肤发热及压痛。严重者可有全身感染的表现，如体温升高、寒战、白细胞计数增多等。

（4）血栓性静脉炎：血栓性静脉炎是指静脉血管腔内发生急性非化脓性炎症的同时伴有血栓形成，是一种常见的血管血栓性疾病，病变主要累及四肢浅静脉和深静脉。血栓性静脉炎的临床表现是多样的，但其主要表现为受累浅静脉区域疼痛、瘙痒或红斑，部分患者可有触痛性条索状结节，也有受累静脉区域红肿的表现。

2. 分级

INS 将静脉炎按照严重程度分为五级，为判断静脉炎严重程度的有效标准。

0 级：无症状。

1 级：穿刺部位发红，伴或不伴疼痛。

2 级：穿刺部位疼痛伴发红和/或水肿。

3 级：穿刺部位疼痛伴发红、条索状物形成，可触摸到条索状的静脉。

4 级：穿刺部位有发红、疼痛、条索状物形成，可触摸到条索状的静脉，其长度 >2.5 cm，有脓液流出。

3. 预防措施

静脉炎发生的危险因素分为可干预因素和不可干预因素，其中不可干预因素如血液高凝状态；可干预因素如输注溶液的 pH 值和渗透压、置入导管材料、穿刺部位、液体输入量、输注速度等。研究表明，针对可干预因素进行有效干预可减少静脉炎的发生。

1）机械性静脉炎预防措施

（1）评估血管：合理选择血管及导管型号，注意导管材质。

（2）正确评估穿刺部位：穿刺部位应选在人体活动度较小的非关节部位。

（3）正确摆放置管体位：穿刺前正确的体位摆放可以减少导管对血管壁的刺激，提高置管成功率。

（4）提高穿刺技巧：尽可能一针见血，送管动作轻柔，速度适中；使用先进技术如在超声引导、塞丁格引导下行 PICC 穿刺，减轻对血管内皮的机械性损伤。

（5）妥善固定导管：避免导管在血管内滑动，损伤血管内膜。

（6）早期干预：可使用水胶体敷料（透明贴）在穿刺点上方 5 cm 处沿血管走向贴，减少机械性静脉炎的发生。

（7）护士应熟练掌握静脉炎相关知识：每天对穿刺部位进行评估，发现穿刺部位异常变化如红肿、疼痛、发热等表现应及时处理。

（8）健康宣教：缓解患者紧张情绪，减少血管收缩；告知患者置管后应保持放松，避免剧烈活动，减少肌肉运动对血管壁的挤压，同时避免置管侧肢体做提重（负重 3 kg 以上）、过度外展、上举、旋转运动，防止导管随肢体运动而增加对血管壁的机械刺激；指导手指屈伸锻炼，静脉导管的置入影响了局部血流，易引起穿刺侧肢体肿胀或机械性静脉炎，可做手指屈伸锻炼预防；告知患者及家属静脉炎的临床表现，出现症状及时联系护士，以便早期处理。

2）化学性静脉炎预防措施

（1）合理选择工具：根据患者的病情、治疗疗程、药物的性质、年龄等给患者推荐适合的静脉输液工具。

（2）掌握化疗药物的输注浓度和方法。

（3）置管前消毒剂充分待干。

（4）定时巡视及观察：发现液体渗漏及时处理。

（5）健康宣教：讲解预防静脉炎的注意事项、化疗药物对血管的损伤等。

3）感染性静脉炎预防措施

（1）在满足治疗需求的前提下选用规格最小、管腔最窄的导管。

（2）严格遵守手卫生规范。

（3）严格执行无菌操作；避免反复穿刺；正确执行导管维护。

（4）拔管：评估患者病情、导管类型、穿刺局部情况、留置时间、并发症等，尽早拔除导管。

（5）健康宣教：讲解预防静脉炎的注意事项，告知患者及家属保持置管部位清洁干燥；讲解导管维护时间，如发现敷料卷边、渗血、渗液等需及时告知并处理；讲解洗手、洗澡注意事项：可用保鲜膜包裹置管侧肢体 3～4 圈，防止局部浸湿。

4）血栓性静脉炎预防措施

（1）掌握置管适应证和禁忌证。

（2）提高穿刺技术水平。

（3）合理选择穿刺部位：避免在肢体弯曲部位置入导管。

（4）在满足治疗的前提下选择最小规格的导管。

（5）健康宣教：指导患者及家属多做握拳松拳动作，促进血液循环；避免长时间压迫置管侧肢体，如出现酸胀及疼痛等异常情况及时联系医护人员；适当活动，加强营养，在病情允许的情况下保证饮水量 2 000～3 000 mL/d；讲解导管维护时间，应按时进行冲封管；告知患者及家属静脉炎的临床表现，出现症状及时联系护士，尽早处理。

4. 护理措施

当发生静脉炎时，护士应根据临床症状和分级标准识别静脉炎的类型和严重程度，及时干预，减轻血管伤害。应及时评估导管功能、确定发生静脉炎的原因、与医生协商处理措施，如果症状好转可以考虑保留导管继续使用，做好观察与记录，如果症状加重则应拔管。

（二）医用黏胶相关皮肤损伤

医用黏胶相关皮肤损伤（medical adhesive-related skin injury，MARSI）是指移除医用黏胶产品后，皮肤出现持续 30 分钟或 30 分钟以上的红斑和/或其他的皮肤异常，包括但不限于水疱、大疱、糜烂或撕裂。

1. 分类及临床表现

MARSI 分为 5 类，机械性损伤、接触性刺激性皮炎、接触性过敏性皮炎、皮肤浸渍、毛囊炎。

1）机械性损伤　皮肤撕裂伤是机械性外力导致的创伤伤口，包括医用黏胶的移除。

（1）皮肤撕裂伤的严重程度根据伤口深度不同而有所差异（一般不延伸穿过皮下层）。

（2）表皮剥脱伤是指医用黏胶移除导致表皮细胞分离。病变常较浅，形状不规则，皮肤有光泽，常伴有红斑和水疱。主要是因为反复地使用和移除医用黏胶导致皮肤屏障功能破坏。通常发生于极端年龄，但是各年龄段都可能发生。

（3）张力性损伤是指表皮细胞与真皮的分离，表现为发红及水疱，常发生于敷料或胶带两端及边缘，中央区正常。大量的胶带加压固定敷料、关节部位移动、皮肤摩擦和组织水肿会增加张力性损伤风险。

2）接触性刺激性皮炎　接触性刺激性皮炎是指化学性刺激所导致的非过敏性接触性皮炎。受影响区域与接触面积相关，通常持续时间较短。

3）接触性过敏性皮炎　接触性过敏性皮炎是指机体对医用黏胶产品

和背衬的成分发生的细胞介导的免疫反应。通常在医用黏胶所覆盖区域内或区域外出现皮疹、水疱及瘙痒性皮炎，可持续数周。

4）皮肤浸渍　皮肤浸渍是指皮肤长时间处于医用黏胶所覆盖的密闭潮湿的环境中所发生的改变。临床表现为皮肤发皱、发白或发灰。皮肤的软化会增加皮肤的渗透性和对摩擦及刺激的敏感性。

5）毛囊炎　毛囊炎是指毛囊受损时毛囊周围的炎症反应。表现为丘疹性脓疱，中间贯穿毛发，四周有红晕，表明存在炎症。

2. 预防措施

（1）识别 MARSI 的高风险患者。

（2）制定标准的医用黏胶使用护理流程，如预防 MARSI 护理流程。

（3）良好的营养和水分有利于预防 MARSI。

（4）选择合适的医用黏胶产品必须考虑黏胶特性，如透气性、延展性、舒适度和弹性。

（5）在选择和使用医用黏胶产品前，对水肿部位的皮肤状况进行预测。

（6）当顺着或垂直/跨越皮肤纹理应用医用黏胶产品时，应考虑皮肤张力。

（7）考虑在使用医用黏胶产品之前先应用皮肤隔离保护剂。

（8）正确掌握应用和移除含医用黏胶产品的技巧，如无张力粘贴法和0°移除法。

（9）考虑使用医用黏胶去除剂以最大限度降低不适和减少移除医用黏胶所导致的皮肤损伤。

（10）医用黏胶可促使微生物过度生长，因此对长期暴露于医用黏胶的部位进行感染监测显得尤为重要。

（11）在储存和应用含医用黏胶产品时应注意避免污染。

3. 处理原则

应用循证伤口护理原则进行 MARSI 的治疗。如果在 7 天内 MARSI 经保守治疗后未好转甚至出现恶化，应及时请皮肤或伤口护理专家会诊。

（三）中心静脉通路相关皮肤损伤

基于 MARSI 定义，研究者将 CVAD 相关皮肤损伤（CASI）定义为 CVAD 敷料下方穿刺点周边发生渗出、发红和/或其他皮肤异常表现，包括但不局限于水疱、大疱、破损或撕裂，持续存在 30 分钟或移除敷料后持续 30 分钟以上。

1. 临床表现及分类

1）穿刺点感染　表现为穿刺点周围 2 cm 内皮肤发红、硬和/或柔软，可能合并其他体征和感染症状，如发热或穿刺点有脓液，可能伴随血流感染，需通过拭子培养确认诊断。

2）皮肤损伤

（1）表皮剥脱：移除胶带或敷料时导致一层或多层皮肤移除，皮损表浅，形状不规则，皮肤可以表现为发亮或潮湿呈暗黑针状或发红，如果暴露神经末梢将会出现明显疼痛，可能会有开放性的红斑或水疱。

（2）皮肤撕裂：机械性外力导致皮肤全层分离（通常与创伤性敷料移除相关），可以是部分皮层或全皮层。

（3）张力性水疱：剪切力、无延展性的胶带或敷料造成表皮与真皮分离，如不正确的粘贴胶带或敷料，或在关节部位使用无延展性的胶带。

3）皮肤刺激

（1）接触性刺激性皮炎：对化学性刺激物产生的非过敏性反应，皮损与暴露面积相一致，表现为发红、肿胀和小水疱，通常持续时间短。

（2）接触性过敏性皮炎：对产品成分产生的细胞介导的免疫反应，通常表现为红斑、水疱，等于或大于暴露面积的瘙痒性皮炎，持续1周以上。

4）CVAD 穿刺点渗出

（1）清澈琥珀色：通常考虑为正常渗出（但可能与感染或穿刺时淋巴漏相关。

（2）粉色或红色：由于存在红细胞，故呈粉色或红色，通常与 CVAD 置管时损伤相关，易发生在中性粒细胞减少的患者。

（3）雾状、牛奶状：可能表明存在炎症（含纤维蛋白原）或感染（含白细胞和细菌的脓性渗出物）。

2. CASI 管理共识

（1）穿刺部位局部感染：表现为穿刺部位局部发红或直径小于 2 cm 的结节，可合并其他感染症状和体征，如发热、出口处有脓性分泌物等。当可疑出口处感染时，可以进行细菌培养或血培养；可遵医嘱进行拔管处理；首选局部抗生素应用（基于培养结果）或者考虑非葡萄糖酸氯己定的抗菌敷料；如果局部治疗无效或伴有化脓性渗出，可开始全身抗感染治疗，同时需要考虑导管与使用敷料的兼容性。

（2）皮肤保护：首先要对皮肤进行保护，比如选择皮肤消毒剂并待干（考虑使用不含乙醇的消毒剂）、正确使用皮肤保护剂、正确选择敷料和正确使用敷料；使用非乙醇皮肤保护膜和合适的敷料；使用抗炎、抗瘙痒药物或使用镇痛、镇静药物（在敷料上使用）；每24 小时评估 1 次受刺激的皮肤是否有感染的症状和体征；如果装置处皮肤损伤继续加重，考虑使用糖皮质激素短期治疗（避免直接使用在出口处）；如果 3~7 天都无法控制感染，需要请伤口专家会诊。当怀疑敷料过敏时，需进行斑贴试验证实，斑贴试验有困难者，可以使用产品皮肤试验。产品皮肤试验是指在前臂粘贴敷料，30~60 分钟移除，3~4 天再次判断是否有皮炎的体征。

（3）疼痛管理：为提高患者的舒适度，按照规范进行评估和镇痛。

五、拔管

（一）拔管指征

（1）患者已完成静脉治疗需求。

（2）出现或疑有导管相关性感染或有导管相关并发症，经对症处理无法恢复导管功能或继续使用风险大。如出现不可控制的导管相关性血流感染，植入 PORT 的患者出现导管夹闭综合征、注射座渗漏等。

（3）导管周围出血不止，压迫也不能止血。

（4）治疗间歇期无法保证维护质量。

（5）导管的使用时间超过产品说明书推荐的留置期限。

（二）拔管后局部伤口护理

导管拔出后均需要使用无菌纱布加压包扎穿刺点伤口，先观察导管是否完整、导管外或尖端有无血栓，再用无菌敷料覆盖。压迫穿刺点 10~15 分钟，力度适中，至不出血为止，并用无菌敷料覆盖穿刺点，保持穿刺点局部清洁干燥。拔管后用无菌敷料覆盖穿刺点 24 小时，以免发生静脉炎、空气栓塞等并发症，观察穿刺点局部情况。PORT 拔除后做好伤口的换药，以促进伤口的愈合。

第二节　骨髓穿刺术和腰椎穿刺术后伤口的护理

一、目的

骨髓穿刺术的目的是采取骨髓进行骨髓象检查，协助诊断血液系统疾病、传染病及寄生虫病；作为某些遗传代谢性疾病和感染性疾病的辅助诊断；判断疾病预后及观察治疗效果；了解骨髓造血功能，为应用抗癌药物及免疫抑制剂提供参考；通过骨髓穿刺注射药物或采集骨髓进行骨髓移植。

腰椎穿刺术的目的是通过检查脑脊液的性质，协助诊断是否有血液系统及非血液系统疾病的中枢损害，如出血、中枢神经系统白血病等；测定颅内压力，了解蛛网膜下腔有无阻塞；鞘内注射化疗药物，以预防或治疗恶性血液病对中枢神经系统的损害。

二、适应证

骨髓穿刺术适用于各种血液系统疾病的诊断、鉴别诊断、治疗及随访；传染病及寄生虫病、疟疾、败血症等的诊断与鉴别诊断；不明原因发热的诊断与鉴别诊断。

腰椎穿刺术适用于中枢神经系统炎性疾病的诊断与鉴别诊断，包括化脓性脑膜炎、结核性脑膜炎、病毒性脑膜炎、霉菌性脑膜炎、流行性乙型脑炎等；脑血管意外的诊断与鉴别诊断，包括脑出血、脑梗死、蛛网膜下腔出血等；肿瘤性疾病的诊断与治疗；区别阻塞性和非阻塞性脊髓病变；早期颅内高压的诊断性穿刺。

三、禁忌证

有凝血功能障碍、穿刺部位局部感染的患者不能进行骨髓穿刺术。

腰椎穿刺没有绝对禁忌证，但在以下患者中应慎用：颅内占位性病变，特别是有严重颅内压增高或已出现脑疝迹象以及高颈段脊髓肿物或脊髓外伤的急性期；严重血小板减少、严重的凝血功能障碍（如血友病）或有出血的高危因素（如持续抗凝治疗）；疑似硬膜外脓肿；开放性颅脑损伤或有脑脊液漏；败血症或穿刺部位的皮肤、皮下组织或脊柱有感染。

四、护理措施

（一）术前护理措施

1. **骨髓穿刺术前护理措施**

（1）解释：向患者说明骨髓穿刺的目的、意义及操作过程，消除患者的恐惧心理，积极配合操作。

（2）化验及药敏试验：查血常规、凝血时间。了解相关麻醉药的过敏史，若用普鲁卡因做局麻，患者需做皮试。

（3）用物准备：骨髓穿刺包、玻片、无菌注射器、培养基、无菌手套、所需药物等。

（4）体位准备：根据穿刺部位协助患者采取适宜的体位，于胸骨、髂前上棘做穿刺者取仰卧位，前者需用枕头垫于背后，以使胸部稍突出；于髂后上棘做穿刺者取侧卧位或俯卧位；于棘突做穿刺者则取坐位，尽量弯曲，头俯屈于胸前时棘突暴露。

2. **腰椎穿刺术前护理措施**

（1）解释：向患者说明腰椎穿刺的目的、意义及操作过程，消除患者的恐惧心理，积极配合操作。

（2）了解相关麻醉药的过敏史，若用普鲁卡因做局麻，患者需做皮试。

（3）用物准备：腰椎穿刺包、压力表包、无菌试管、无菌手套、所需药物等。

（4）患者准备：指导患者排空大小便，在床上静卧 15～30 分钟。患者去枕侧卧，背齐床沿，屈颈抱膝，使脊柱尽量前屈，以增加椎间隙宽度。

（二）术中护理措施

1. 骨髓穿刺术中护理措施

（1）穿刺时协助患者保持正确的穿刺体位，避免移动以防针头折断，这对儿童尤为重要。

（2）穿刺时应严格执行无菌操作规程，以免发生骨髓炎。

（3）在穿刺过程中应观察患者的面色、脉搏、血压的变化，如发现患者有精神紧张、大汗淋漓、脉搏快等休克症状，应立即报告医生，并停止穿刺，协助医生处理。

（4）协助医生留取所需的骨髓标本并进行骨髓涂片，督促标本送检。

2. 腰椎穿刺术中护理措施

（1）穿刺时协助患者保持正确的穿刺体位，避免移动以防针头折断，这对儿童尤为重要。

（2）在穿刺过程中应严格无菌操作，以防颅内感染。

（3）需随时注意观察患者的意识、瞳孔、脉搏、呼吸的改变，并注意倾听患者的主诉，如有头痛、头晕等应立即报告医生，停止操作，并协助医生抢救。

（4）协助医生留取所需的脑脊液标本，督促标本送检，协助医生测脑脊液压力。

（三）术后伤口护理

穿刺后应局部加压，至少需按压 5 分钟，并观察穿刺部位有无出血。指导患者 24 小时内不宜淋浴，72 小时内保持穿刺处敷料清洁、干燥，多卧床休息，勿用手搔抓伤口，敷料被汗水浸湿或脱落后，及时消毒伤口更换敷料，以免污染伤口引起局部感染。

第三节 淋巴结活检术后伤口的护理

一、目的

淋巴结活检是指通过穿刺或手术的方法获取淋巴组织，送检进行病理检查的方法。依据病理结果明确引起淋巴结肿大的病因，进而可以做到对症治疗。一种是用细针进行穿刺，对于比较浅表的淋巴结可以直接固定穿刺，如果淋巴结的位置较深，那么就需要在 B 超或 CT 引导定位下进行，用细针抽取部分淋巴结组织进行化验，从而获得相应的病理结果。另一种就是将肿大、怀疑恶变的淋巴结组织予以手术切除后，将整个淋巴结组织一起送病理检查。两种方法各有优缺点，临床上需要根据患者的具体情况选择。

二、适应证

淋巴结肿大是临床上常见疾病，引起淋巴结肿大的原因很多，主要包括炎症、肿瘤及风湿病等免疫系统疾病。淋巴结属于机体的免疫器官，当机体局部或全身长期被炎症、肿瘤或风湿病等免疫系统疾病刺激，便会引起淋巴结反复出现肿大。如果是炎症引起的淋巴结肿大，当炎症消退以后淋巴结肿大就会消失。如果是肿瘤或风湿病等免疫系统疾病引起的淋巴结肿大，淋巴结肿大会持续存在。如果淋巴结肿大持续存在不能消退，则需要通过淋巴结活检，明确引起淋巴结肿大的原因，做到对症治疗。

在临床工作中，对于淋巴瘤、淋巴结结核、转移癌、黑热病、真菌病等的诊断，可做淋巴结活检术。

三、禁忌证

有凝血功能障碍、淋巴结局部有明显炎症反应或即将溃烂者，不宜进行淋巴结活检术。

四、护理措施

（一）淋巴结活检术前护理措施

1. 解释

向患者说明淋巴结活检术的目的、意义及操作过程，消除患者的恐惧心理，积极配合操作。

2. 用物准备

不同采集方法所用的物品不同，如超声引导下穿刺活检时需准备：超声诊断仪、活检针、无菌治疗盘、无菌手套、无菌生理盐水、1%～2%利多卡因2～5 mL、清洁玻片数张、福尔马林溶液或者10%甲醛溶液等。

3. 患者准备

浅表穿刺部位（颈部、腋下及腹股沟）术前无须特别准备，腹部穿刺者术前需禁食8小时以上。

（二）淋巴结活检术中护理措施

（1）穿刺或手术时协助患者保持正确的穿刺体位。

（2）在穿刺过程中应严格无菌操作，常规消毒、铺巾，防止活检部位局部感染。

（3）需随时注意观察患者的意识、瞳孔、脉搏、呼吸的改变，并注意倾听患者的主诉，如有心悸、大汗淋漓等应立即报告医生，停止操作，并协助抢救。

（4）协助医生留取标本并及时送检。

（三）淋巴结活检术后护理措施

淋巴结活检术后及时施压于穿刺点位置，按压时间不少于5分钟，患者留观30分钟，无不适方可离去。对于腹部穿刺者，术后可适度禁食。穿刺部位予以无菌敷料保护，观察穿刺处有无渗血、渗液情况。24小时内不易沐浴，72小时保持敷料清洁、干燥，若敷料被汗水浸湿或脱落，及时消毒伤口并更换敷料，以免污染伤口引起局部感染。

五、注意事项

（一）淋巴结活检前注意事项

关注患者血常规及凝血功能，避免穿刺后局部出现血肿或出血不止。

（二）淋巴结活检中注意事项

（1）具有轻度炎症反应而必须穿刺者，可从健康皮肤由侧面潜行进针，以及在分离淋巴结时，淋巴管要尽可能地采用结扎方式，不要使用电凝或者锐性分离，以防瘘管形成。

（2）活检的淋巴结应该远离重要的血管、神经及其他重要组织。

（3）穿刺一般不宜选用腹股沟淋巴结，以防感染。

（4）避免反复在同一部位进行穿刺。

（三）淋巴结活检后注意事项

（1）尽量选取3～6条淋巴组织送检，取材组织不佳者可增加穿刺次数，保证留取质量。

（2）在行涂片之前要注意抽出物的外观、性状。一般炎症抽出液色微黄；结核病变可见干酪样物，结核性脓液可见黄绿色或乌灰色黏稠液体。

（3）及时送检，关注患者的病理结果。

第四节　护理案例分析

一、病史简介

患者，男，35 岁，诊断为"T 淋巴母细胞性淋巴瘤"，因外周静脉穿刺困难，在无菌操作、局麻及超声引导下选择右上臂肱静脉进行 PICC 置管，置入 4 F 耐高压导管 38 cm，臂围 25 cm，外露 0 cm，穿刺过程约 30 分钟，回血良好，胸部 X 线片示：中心静脉置管，尖端约位于 T₇上缘水平。由于患者需定期完成化疗，PICC 带管时间长，每次带管离院期间，患者未能按照医务人员的指导对导管进行周期性维护。患者入院行第 5 个周期化疗时，护士评估其 PICC 情况，发现穿刺点发红，有黄色脓性分泌物沿穿刺点渗出（如附图 20 所示），患者自述局部瘙痒，感疼痛不适。

二、护理措施

1. 评估

评估患者全身情况、营养状况、配合情况，穿刺点有无渗出或脓性分泌物，穿刺处周围皮肤有无肿胀、红斑、硬结，倾听患者主诉，注意观察有无压痛、发热等症状。

2. 局部感染处理

穿刺点局部感染处理方法较多，临床上使用较多的有以下几种。

（1）碘伏联合水胶体敷料：在 PICC 置管穿刺点感染处使用聚维酮碘湿敷 15 分钟，自然风干后使用水胶体敷料覆盖，1 次/天。

（2）百多邦联合庆大霉素：在 PICC 置管穿刺点感染处使用庆大霉素 8 万 U＋地塞米松 10 mg＋无菌生理盐水 20 mL 湿敷 30 分钟，待干后涂抹百多邦。

（3）氯己定溶液：在 PICC 置管穿刺点感染处使用氯己定溶液湿敷。

（4）甲硝唑注射液：在 PICC 置管穿刺点感染处使用甲硝唑注射液湿敷。

此外，文献报道的进行预防与治疗 PICC 穿刺点感染的方法：局部藻酸盐联合透明敷料、紫外线照射、硫酸镁湿敷、黄金散湿敷等。本案例使用聚维酮碘湿敷联合水胶体敷料覆盖的方法，每天 1 次，护理第 5 天患者穿刺点局部无渗液、无红肿，患者未诉局部疼痛不适，病情明显好转。

3. 健康指导

告知患者定期维护 PICC 置管的必要性和重要性，观察穿刺点局部有无红肿、疼痛、渗血、渗液，如有异常及不适症状，及时告知医务人员。保持穿刺部位清洁干燥，不要擅自撕下敷料，敷料有卷边、潮湿、松动要及时更换。淋浴前，需要使用保鲜膜反复缠绕 PICC，上下端用胶带贴紧，淋浴完毕检查有无浸水，如有浸水，需要及时更换。当日常活动时，避免用力使用带管侧肢体。

三、护理体会

PICC 置管技术已经成为临床护理人员比较熟悉的技术，尽管在导管材料、种类、置管方法、置管维护上不断完善，但是 PICC 置管穿刺点发生局部感染仍然是常见的并发症，困扰着患者及医务工作者。在临床工作中，护理人员需要加强 PICC 置管期间各个环节的护理和观察，以预防并发症的发生。加强患者健康宣教，教会患者自我观察 PICC 的方法，尤其是带管离院期间，需定期维护，有异常要及时就医。穿刺点局部感染，在及时有效的处理后一般能够较快痊愈，且无严重不良反应发生。

第十章

特殊血液系统疾病患者伤口的护理

第一节　镰状细胞贫血相关皮肤损伤

一、概述

镰状细胞贫血为常染色体隐性遗传性疾病，是 β 珠蛋白基因（HBB）突受形成异常血红蛋白的疾病。正常父母可能为存在单个突变基因的"良性携带状态"，他们的小孩可能为镰状细胞的纯合子状态，从而出现镰状细胞贫血。

正常人体的红细胞为双凹圆盘状，可携带丰富的氧气和营养物质，而由于 HBB 突变，产生了异常的血红蛋白，这样异常的血红蛋白并不影响红细胞携带氧气的数量，但当红细胞释放出氧气之后，异常的血红蛋白引起红细胞变形和变硬，表现为镰状，称为镰状细胞。镰状细胞再次和氧结合后可恢复为正常形态，但当红细胞处于"镰状"特殊形态（典型镰状细胞）时，红细胞悬浮液流变特性遭到破坏，血液的黏滞性增高，引起小血管中血流变慢和血管堵塞，导致组织和器官缺血、缺氧。随着时间延长，患者出现反复发作的疼痛和组织破坏。当红细胞处于镰状形态时，会出现多次损害，使红细胞寿命缩短，典型镰状细胞的寿命大约是 17 日，仅为正常红细胞寿命的1/7。

镰状细胞贫血的并发症包括感染、溶血性贫血、血管阻塞等急性并发症，以及疼痛、肺部疾病、神经功能障碍等慢性并发症，而与皮肤相关损害最常见的便为腿部溃疡[①]，尤其是下肢内踝和外踝溃疡，发生不同程度的深达真皮甚至皮下脂肪或更深组织的皮肤破坏。溃疡患病率在地理分布上有所不同，从牙买加的 75% 到沙特阿拉伯的 1% 不等；在巴西，溃疡的患病率占镰状细胞贫血病例的 20%；美国对镰状细胞贫血的研究估计，

---

① 如无特殊说明，本节中"溃疡"均指镰状细胞贫血患者的溃疡。

溃疡的患病率为 5% ～10%，最高发病率出现在 20～50 岁年龄组。溃疡通常是在 10 岁以后出现，且更好发于男性。溃疡可自发出现，也可在创伤后出现，一般会引起强烈、慢性和持续的疼痛，并有高复发率。

二、发病机制

溃疡形成的机制尚未完全明确，但可能与血流异常、内皮功能障碍、血栓形成、炎症和愈合延迟，以及外伤、感染、严重贫血、温度和静脉功能不全有关。处于典型镰状细胞状态时，红细胞在血管内沉淀导致血管闭塞、内皮功能障碍、高凝状态、慢性炎症和缺血性组织损伤，此时也极易发生血管内溶血，导致游离血红蛋白隔离一氧化氮，减少了其对血管内皮的血管舒张作用，加剧血管收缩、缺氧和疼痛。最近研究表明镰状细胞贫血患者在腿部以外的区域未曾发现愈合问题，而对体育锻炼期间踝关节血容量变化的研究表明，与无该疾病的对照组相比，镰状细胞贫血患者的静脉填充时间更短。这些研究表明，引流踝关节区域的静脉瓣膜不足和持续升高的静脉压可导致镰状细胞贫血患者发生腿部溃疡及溃疡愈合缓慢。另有组织病理学检查发现，在溃疡和溃疡周围区域的血管腔内有微血栓和纤维蛋白沉积，提示出现病理止血。红细胞镰状化引起的微血管阻塞，刺激血管内皮黏附元件的表达、血小板聚集和促炎性细胞因子的释放，加重梗阻、缺血和坏死。最近，也有研究发现在镰状细胞贫血和腿部溃疡患者中 IL－8 水平升高，强调了炎症在这些病变发病机制中的作用，并提示该细胞因子可以被认为是一种预后不良的标志。此外，自主神经功能障碍也会发生，如静脉－毛细血管反射反应异常，当腿部神经功能降低时，溃疡部位的皮肤血管收缩更明显。微血管闭塞、炎症和血栓形成的结合增加了患者发生缺血的风险。随之而来的组织损伤引发周期性事件（如瓣膜损伤），进一步加重组织损伤，加重液体潴留和炎症，创造一个有利于溃疡发展的环境。

三、临床表现

（一）主要表现

溃疡外观呈穿孔状，界限明确，边缘突出，基部内衬着肉芽组织，有时还覆盖着黄色的痂壳。有时，几个小溃疡同时出现并融合，形成一个较大的溃疡，周围常伴肢体水肿。溃疡周围的皮肤可能存在色素减退或色素过多（提示既往有损伤）、毛囊稀疏、肌肉组织萎缩。一般来说，溃疡会影响内踝或外踝周围的皮肤，这些区域更容易受到机械性血管阻塞的影响，导致轻微的擦伤，成为炎症、缺血和组织损伤的焦点。此外，溃疡非常容易发生继发性细菌感染，常见的病原菌为金黄色葡萄球菌、铜绿假单胞菌和化脓性链球菌。

（二）分级

根据愈合所需的时间，腿部溃疡可分为急性和慢性两种类型。急性腿部溃疡通常在不到 1 个月的时间内愈合，而慢性腿部溃疡通常持续至少 6 个月，并可能持续数年。2016 年，Minniti 等提出了镰状细胞贫血患者腿部溃疡的三种模式。

1. 一次性溃疡

在这种模式中，患者在他们的一生中只出现一个溃疡，在几个月内愈合。它通常发生在生命的第二个十年，并可能在有压力性损伤的情况下复发。这些患者有低频的疼痛危象，并可能有肺和肾并发症。

2. 复发性溃疡

在这种类型中，小溃疡每 6 ~ 12 个月复发一次，持续数年。虽然它很容易治疗，危害较小，但复发的危险仍然持续存在。

3. 慢性复发性溃疡

镰状细胞贫血患者会出现持续数年的溃疡和/或在同一部位或附近部位复发的溃疡，出现持久的慢性疼痛。部分患者溃疡病程超过 20 年，严重者会导致截肢。

四、诊断

诊断需要结合病史、完整的体格检查、实验室检查和影像学检查进行综合判断。医护人员应注意镰状细胞贫血患者溃疡与其他多种慢性溃疡的鉴别诊断，如血管溃疡、高血压溃疡、传染性溃疡、药物（如羟基脲和甲氨蝶呤）诱导溃疡、与肿瘤（如基底细胞癌、鳞状细胞癌、黑色素瘤和皮肤转移）相关的溃疡、与自身免疫性疾病（如系统性硬化症、系统性红斑狼疮和类风湿性关节炎）相关的溃疡；注意原发性皮肤状况（如脂肪坏死、结节病和坏疽性脓皮病）。皮肤活检的显微镜分析是重要的证据，显示血管供应增加、血管闭塞的血管病变、慢性炎症、微血栓等。同时应进行实验室检查，如尿液检查、全血细胞计数和生化检查，可观察到微量白蛋白尿和严重慢性溶血的标志物，便于诊断。溃疡活检标本的组织病理学分析可显示上皮边界萎缩，应与其他原因的下肢溃疡进行鉴别诊断。

五、评估

（一）一般情况评估

应仔细评估患者的病史、过敏史等，病史应包括治疗经过及治疗期间出现的并发症，包括患者是否首次出现溃疡，持续时间，发生原因和发展过程，发生部位是否有二次创伤或擦伤，下肢水肿史，不明原因的手、足或膝盖肿胀，短暂发作的关节疼痛，不明原因反复发作的泌尿道感染或肺炎、贫血等。镰状细胞贫血患者容易出现无法解释的发作性发热，但可不治而愈。除此之外，还应评估影响溃疡愈合的一般因素，包括年龄、血管化、全身药物治疗情况、营养状况、吸烟情况、原发性疾病情况，以及与该部位相关的因素（如局部用药情况、感染情况、坏死组织情况、血液供应情况和合适的覆盖类型）等。

（二）体格检查

完整的体格检查至关重要，应完整记录患者生命体征，尤其是体温，无法解释的发热可能是镰状细胞贫血的一个体征。腹部检查可了解脾脏是否增大。脾脏为主要的造血器官，在病变早期患者可能出现脾脏增大，但后期常会由于缺血梗死而变小。患者下肢若有瘢痕则提示可能出现过溃疡，注意关注其发生部位，多数溃疡发生在下肢下 1/3 处，且通常位于踝关节以上或踝部两侧，可通过测量溃疡的长度和宽度来确定其大小。

（三）专科评估

溃疡的评估至关重要，检查伤口床，确认肉芽组织和纤维蛋白成分（腐肉），重点评估周围皮肤有无色素减退或色素沉着、肢体水肿、浆液性分泌物、纤维素样物质增厚、腹股沟淋巴结情况、毛囊情况和伤口大小，还应观察渗出物的特征和体积、伤口床的外观。触诊时应记录下肢远端的柔软度及溃疡周围区域疼痛情况。

（四）实验室检查

实验室检查取决于患者的病情。如果患者未确诊为镰状细胞贫血，只是腐肉可疑，应做血液检测，检查贫血、镰状细胞和异常血红蛋白、全血细胞计数兼白细胞分类计数和网织红细胞计数。

溃疡尤其容易发生感染，必要时，可取局部组织做细菌培养。研究发现很多患者溃疡伤口表面被生物膜所覆盖，必须去除此膜才能使溃疡愈合。去除生物膜最常用的方法是锐器清创，但最近有研究表明，采用超声清创技术可减轻患者疼痛，另有研究表明，促进自溶清创的敷料也有不错的清创效果。

（五）心理社会评估

溃疡的发生率在 20% 左右，且病程漫长、易复发并且伴随剧烈的疼痛，也容易发生其他并发症，应注意评估不同病程阶段患者的情绪变化、家庭支持系统等。

六、治疗

溃疡的治疗应采取最为全面的方法，以减少慢性疾病对生理和心理的影响。目前还缺乏基于科学证据的治疗指导方针。因此，卫生专业人员在治疗溃疡时，应基于关键的文献综述以及治疗溃疡时的临床经验。目前，对溃疡的管理包括治疗和预防，涉及整体疾病控制、伤口护理和敷料选择、清创术和皮肤移植的手术管理，需要伤口护理专家、血液学家、血管外科医生、皮肤科医生、营养学家和心理学家的多学科管理。

（一）局部治疗

对溃疡患者的治疗应集中在伤口护理上，以实现溃疡愈合。伤口愈合是一个复杂而动态的过程，对于溃疡的治疗主要为清创和感染控制、促进上皮化和肉芽组织形成，以及成熟和重塑。在第一个炎症阶段，有血液渗漏和血小板渗漏，释放生长因子，吸引和激活成纤维细胞、巨噬细胞和白细胞。在这一阶段，治疗的重点应该是清创、控制感染/炎症和控制水平衡。大多数慢性溃疡都处于这个阶段。溃疡在炎症期的时间越长，胶原沉积就越少，导致新皮肤的牵引阻力就越小。此阶段为清除干扰愈合物理屏障的第一步，需要从基底和边缘对生物膜、纤维蛋白和坏死组织进行清创。可根据伤口类型、大小、解剖位置和可用性来选择不同清创方法（自溶清创、酶溶清创、生物清创、机械清创或手术清创）。由于涉及疼痛，手术清创可能需要镇痛药甚至麻醉药。可选择如银、碘和聚六亚甲基双胍等具有抗菌特性的物质作为覆盖层，控制细菌定植。当伤口有感染迹象时，应在收集组织做细菌培养确定植株后，选择敏感抗生素。另外，基于湿性愈合理论，也可通过选择合适的覆盖物，如水胶体、水凝胶、海藻酸盐、胶原蛋白或生物皮肤替代品等敷料，维持潮湿的环境。其中一些覆盖物也具有抗炎和自溶清创的特性。近年来，也有其他新技术，如低强度激光，可减轻疼痛、加速愈合，从而提高患者的生活质量。

（二）压迫治疗

压迫治疗，如使用分级弹性压缩袜或多层绷带等，特别是针对具有慢性静脉疾病症状的患者，可有效预防和治疗肢体水肿，加速溃疡愈合，降低复发风险。有研究表明，对患者下肢使用含有氧化锌的 Unna 靴（即"U"形靴）和弹性绷带环形包扎，极大程度地减轻了患者水肿情况。注意在使用绷带，尤其是部分可自我调节的绷带过程中，应在专业人员指导下进行加压管理，以免过度加压使局部组织缺血缺氧。

（三）手术和全身治疗

部分患者需要接受皮肤移植手术，应做好术前对患者的浅静脉和深静脉系统的评估、心理状态的关注、术中移植物的管理及术后观察和护理。因必要原因需截肢的患者，则更应关注患者生理、心理和社会适应情况，做好健康指导。全身治疗应包括使用血管扩张剂和利尿剂、羟基脲、血管紧张素转化酶抑制剂（ACEI）或血管紧张素Ⅱ受体阻滞剂（ARB），纠正缺陷，做好营养管理、肺动脉高压的管理，以及对压力和抑郁的心理支持。关注患者的营养健康状况，建议进食高蛋白、富含维生素的饮食，关注微量元素尤其是锌缺乏情况，以促进患者伤口愈合。针对口服硫酸锌的患者，应注意在服药 3～4 周重新进行评估。

（四）健康教育

患者参与预防和治疗在溃疡的管理中同样重要，特别是有腿部溃疡史的患者，治疗依从性高被认为是成功愈合的重要因素。对于镰状细胞贫血的患者，应告知其溃疡发生的危险因素、影响皮肤愈合的因素等，在日常生活中应避免各种类型的创伤，避免长时间站立，适度休息，尽量抬高下肢；使用棉袜，穿舒适便于行走的鞋子；使用驱虫剂和润肤剂，以避免鳞屑和瘙痒，防止划痕。还应教育患者，在发生创伤时及时治疗。

七、预后

此病治疗速度缓慢，需要数月甚至数年，血管损伤和下肢远端灌注受损是溃疡愈合缓慢的原因。因为溃疡所致疼痛导致中枢敏感化和神经源性炎症，愈合进一步延迟。此外，低抗拉强度和不良灌注溃疡所产生的瘢痕容易重新开放，使病情加重，这种恶性循环在镰状细胞贫血患者中持续存在。腿部溃疡是镰状细胞贫血患者疾病负担加重的一个重要因素。预防和早期干预是治疗这种并发症的基础，但仍需要更多的研究来改善患者的治疗措施和防止腿部溃疡的复发。

第二节　Sweet 综合征相关皮肤损伤

一、概述

急性发热性嗜中性皮病（Sweet 综合征）是一种不常见的炎性疾病，特征为皮肤突然出现的疼痛性、水肿性红色丘疹、斑块或结节。一般来说，当出现皮肤表现时还常伴有发热和白细胞增多。此外，本病也可能累及眼部、肌肉骨骼系统和内脏器官。

1964 年 Dr. Robert Douglas Sweet 首次描述了 Sweet 综合征，记录了 8 例女性患者发生发热及白细胞增多的急性炎性皮疹，其中部分患者有上呼吸道或胃肠道感染的前驱症状。研究发现 Sweet 综合征与多种疾病相关，因此，一些研究者根据病因将 Sweet 综合征分为 3 个亚型：经典 Sweet 综合征、恶性肿瘤相关性 Sweet 综合征、药物性 Sweet 综合征。经典 Sweet 综合征也称特发性 Sweet 综合征，占比最高，其发生与感染（尤其是上呼吸道和胃肠道感染，常发生于感染后 1～3 周）、炎性肠病（克罗恩病和溃疡性结肠炎）和妊娠相关，常发生于 30～60 岁的个体，但婴儿、儿童及老年人也可能受累。对于成人而言，Sweet 综合征以女性患者为主，占比可达 80%，而在儿童中的性别分布并不规律。

二、发病机制

Sweet 综合征的发病机制尚未被充分了解。理论上而言，致病的因素包括变态反应、细胞因子调节异常和遗传易感性。细菌、病毒、肿瘤或其他抗原引起的免疫反应可刺激产生促进中性粒细胞激活和浸润的细胞因子，从而影响 Sweet 综合征的发生。某些细胞因子和趋化因子可能促进 Sweet 综合征炎症反应的发生和发展，比如粒细胞集落刺激因子，可显著增加循环中的中性粒细胞，且外源性粒细胞集落刺激因子是药物性 Sweet 综合征的常见原因。

三、临床表现

Sweet 综合征有 4 个主要特点：由红色丘疹和斑块组成的皮疹、活检示真皮非血管炎性中性粒细胞浸润、发热和外周血中性粒细胞增多。除此之外，该病还可能出现其他临床表现。下文将概述 Sweet 综合征的皮肤、黏膜及皮肤以外表现。

（一）皮肤表现

皮肤病变通常表现为触痛的、水肿性及炎性丘疹、斑块及结节。皮损直径通常为数毫米到数厘米不等，呈明亮的红色或紫罗兰色。炎性丘疹和斑块通常呈乳头状，使皮损形似水疱，部分患者可存在脓疱。皮疹的分布通常不对称，上肢可能是最常受累的部位，也常见于躯干、下肢及头颈部。组织病理学检查示真皮浅层显著水肿。患者常将 Sweet 综合征皮损的疼痛描述为触痛或灼烧感，少数患者自诉存在瘙痒情况。

Sweet 综合征其他比较少见的皮肤表现包括：大疱性 Sweet 综合征

（红色至紫罗兰色斑块上出现水疱和松弛的大疱）、脓皮病的溃疡（该表现最常见于有血液系统恶性肿瘤的情况下）、皮下 Sweet 综合征（中性粒细胞浸润皮下脂肪层，而非真皮层，病变表现为红色结节而浅表皮肤改变极小）、手背嗜中性皮病（患者手背可出现炎性和脓疱性斑块）。

（二）病态反应性现象

病态反应性现象即病变发生在皮肤损伤部位，即使是微小创伤（如针刺伤）也可能引发皮损。口腔受累主要出现在血液系统恶性肿瘤相关的 Sweet 综合征患者中，好发于颊黏膜或舌，其他报道的口腔病变包括大疱、水疱、牙龈增生、坏死性溃疡性牙周炎、结节、丘疹、脓疱和舌肿胀。Sweet 综合征常有高于 38℃ 的发热。关节痛、头痛及肌痛是 Sweet 综合征常见的其他症状。

（三）皮肤以外表现

Sweet 综合征中可能出现其他器官系统（例如眼、肌肉、肺、骨骼、肝、脾、心、肾、中枢神经系统和胃肠系统）的中性粒细胞浸润，从而导致皮肤外组织器官炎症的特异性症状或体征。眼部炎症较为常见，包括结膜炎、巩膜炎、虹膜炎、青光眼等。肌肉骨骼系统也好发，表现为关节痛、关节炎和肌痛。

四、诊断

Sweet 综合征的诊断基于识别相符的临床和实验室检查，并排除有类似临床特征的疾病。既需要满足诊断标准的 2 条主要标准，还需要满足 4 条次要标准中的 2 条。

（一）主要标准

（1）突发的疼痛性红色斑块或结节。

（2）密集中性粒细胞浸润的组织病理学证据，而无白细胞破碎性血管炎的证据。

（二）次要标准

（1）发热超过 38℃。

（2）伴有血液系统或内脏恶性肿瘤、炎性疾病或妊娠，或者是发病前有上呼吸道感染、胃肠道感染或疫苗接种史。

（3）全身应用糖皮质激素或碘化钾治疗效果极佳。

（4）就诊时实验室检查结果异常（以下 4 项中满足 3 项：红细胞沉降率 >20 mm/h、C 反应蛋白阳性、白细胞计数 $>8 \times 10^9$/L、中性粒细胞比例 >70%）。

五、评估

（一）临床评估

患者的临床评估可为诊断提供有价值的线索。病史可能显示迅速出现皮损并存在相关症状，应仔细询问患者是否有疼痛性皮损、发热等其他不适，并结合患者近期有无感染、恶性肿瘤、妊娠或炎性肠病病史进行评估。应进行全面的体格检查，包括对整个皮肤表面进行检查。这有助于确定皮损的形态及分布是否符合 Sweet 综合征，并可用于评估皮肤病变的范围及评估是否存在皮肤外受累征象。

（二）实验室检查

若患者的临床表现提示可能为 Sweet 综合征，则需要进行皮肤活检和实验室检查。活检结果检测到相应的组织学表现是 Sweet 综合征的主要诊断标准。对疑似 Sweet 综合征患者进行的常规实验室诊断性检查包括：全血细胞计数及分类计数、全套代谢功能检查、红细胞沉降率或 C 反应蛋白、尿液分析、育龄女性的妊娠试验。其他实验室检查需根据所怀疑皮肤外疾病的具体部位及相关基础疾病来安排，如有肺部症状、胸膜炎或缺氧的患者应行胸部 X 线检查以明确是否有肺部受累征象。基础疾病的其他检查包括：明确近期是否有链球菌感染或隐匿性恶性肿瘤的证据等。外周血白细胞增多伴中性粒细胞增多是 Sweet 综合征患者最常见的实验室检查异常。其他检查指标，如红细胞沉降率和 C 反应蛋白水平升高，是 Sweet 综合征患者的非特异性炎症标志物。贫血和血小板异常多见于恶性肿瘤相关性或药物性 Sweet 综合征。全套代谢功能检查和尿液分析存在异常可能表明有肝脏或肾脏受累。

注意结合病史、体格检查、病理发现及微生物检查与其他疾病进行鉴别，包括皮肤感染（细菌、真菌）、荨麻疹和荨麻疹性血管炎、其他嗜中性皮病（如坏疽性脓皮病、嗜中性外分泌腺汗腺炎、皮肤转移性克罗恩病）、血管炎（尤其是中型血管炎，如皮肤的结节性多动脉炎）、自身免疫性大疱性疾病（如大疱性类天疱疮、大疱性系统性红斑狼疮、炎性获得性大疱性表皮松解症）等。

六、治疗与护理

该病的治疗措施有很多，但仍缺乏高质量的证据。目前，Sweet 综合征的治疗方案主要依据病例系列研究和相关临床经验的个例报道，包括全身应用糖皮质激素治疗，局部应用皮质类固醇，以及应用秋水仙碱、氨苯砜和碘化钾等。其中，全身应用糖皮质激素治疗是 Sweet 综合征的主要治疗手段。虽然糖皮质激素是一类广泛使用的药物，但也存在一些皮肤副作用，常见皮肤副作用及预防和护理措施见表10-2-1。

表10-2-1　糖皮质激素常见皮肤副作用及预防和护理措施

皮肤副作用	预防和护理措施
皮肤萎缩：糖皮质激素长期使用会破坏皮肤结构，导致皮肤变薄，弹性降低。轻度皮肤萎缩不会引起严重问题，但重度皮肤萎缩可能会导致皮肤撕裂和色素沉着	应避免长期大量使用糖皮质激素，尤其是在面部和皮肤薄的部位。对于需要长期使用糖皮质激素的患者，应定期检查皮肤状态，如出现皮肤萎缩，应减少用药量或停药，并加强局部保湿护理
痤疮和毛发增多：糖皮质激素可以刺激皮脂腺分泌，导致痤疮和毛发增多	应尽量避免在面部等易患痤疮的部位使用糖皮质激素。对于出现痤疮和毛发增多的患者，应加强清洁和保湿护理，并结合其他治疗方法进行治疗
皮肤瘀斑：长期或过量使用糖皮质激素会破坏毛细血管，导致皮肤瘀斑	应减少用药量或停药，加强局部按摩促进血液循环，并注意休息和饮食调理
皮肤干燥和脱屑：糖皮质激素会破坏皮肤屏障，导致皮肤干燥和脱屑	应加强皮肤保湿，定期涂抹保湿霜或乳液，并注意饮食健康，避免过度油腻及刺激性食物的摄入
皮疹和过敏反应：一些人可能会对糖皮质激素产生过敏反应，表现为皮疹、瘙痒等	尽量避免在过敏的部位使用糖皮质激素，并及时就医进行治疗

七、预后

如果不进行治疗，Sweet 综合征的病程发展不可预知，也有可能在数周或数月后自愈，但自愈的比例暂不清楚。若未发生溃疡，Sweet 综合征的皮损通常愈合后不遗留瘢痕，然而，刚愈合不久的皮损可能发生炎症后色素沉着过度，需要数月才能消退。虽然 Sweet 综合征患者可出现内部器官严重受累，但其致死的情况罕见。在全身应用糖皮质激素或其他治疗逐渐减量或停用后可能出现复发，这种情况发生在恶性肿瘤相关性疾病患者中的可能性更大。典型 Sweet 综合征患者的复发率约为 30%。如果有血液系统恶性肿瘤，则复发率可高达 69%。

第三节　高嗜酸性粒细胞综合征相关皮肤损伤

一、概述

嗜酸性粒细胞增多症（eosinophilia）是指在间隔至少1个月的2次检查中发现外周血嗜酸性粒细胞绝对计数 $>0.5 \times 10^9$/L 和/或病理检查确认组织为嗜酸性粒细胞增多症。当患者嗜酸性粒细胞持续过量生成且通过嗜酸性粒细胞浸润和释放介质损伤多个器官，由此引发更严重的高嗜酸性粒细胞综合征（hypereosinophilic syndrome，HES）。

虽然长期以来人们认为 HES 都是特发性的，即特发性高嗜酸性粒细胞综合征（idiopathic hypereosinophilic syndrome，IHES），但某些 HES 的病因已经查明。根据导致嗜酸性粒细胞扩增的致病机制，可将 HES 分为原发性 HES、继发性 HES 和 IHES。

原发性 HES：又称克隆性 HES，是指嗜酸性粒细胞起源于血液肿瘤克隆。

继发性 HES：又称克隆反应性 HES，是指其他类型细胞过量生成嗜酸性粒细胞生成因子，引起嗜酸性粒细胞多克隆扩增。常见病因有寄生虫感染、某些实体瘤和 T 细胞淋巴瘤，显著的继发性 HE 可能导致器官损伤和功能障碍。淋巴细胞变异型 HES（lymphocytic variant HES，L - HES）便是继发性 HES 的一个亚型。

IHES：是指虽然进行了全面的病因检查，但基础病因仍未明确。相关器官损伤通常需要治疗干预。

一般来讲，HES 很少见，一项研究利用临床医生判定的嗜酸性粒细胞增多编码，寻找监测流行病学和最终结果数据库中的 HES 患者，估计患病率为（0.36～6.3）/100 000。大多数患者在诊断时为 20～50 岁，但儿童也可发生，且与成人相比，儿童的嗜酸性粒细胞计数峰值更高，更有可能出现胃肠道不适。

二、发病机制

在正常情况下，在 3 种造血细胞因子（粒细胞 - 巨噬细胞集落刺激因子、IL - 3 和 IL - 5）的作用下，骨髓中的髓系祖细胞发育分化成嗜酸性粒细胞，其中只有 IL - 5 特异性诱导嗜酸性粒细胞的分化，当过量生成 IL - 5 时，便引发嗜酸性粒细胞增多。另一种机制则涉及造血干细胞的原发性分子缺陷和/或介导嗜酸性粒细胞生成的受体信号转导缺陷，便从基因水平引发克隆性嗜酸性粒细胞增殖过多。以上两种为目前主要的发病机制，但在临床中，排除诸如寄生虫感染等典型原因导致的病例仍有 70%～80% 的病例具体发病机制不明。

嗜酸性粒细胞主要存在于组织中，组织中的数量是血液中的数百倍。健康人的嗜酸性粒细胞存在于脾、淋巴结、胸腺和消化道。嗜酸性粒细胞过多会浸润并损伤组织，常见的靶器官包括皮肤、肺和消化道，当侵犯心血管系统和大脑时，可危及患者生命。HES 由嗜酸性粒细胞增多而引发一系列临床表现，这种粒细胞增多的血液改变和血液肿瘤的联系更为密切，如目前已知的骨髓增殖性变异型 HES、T 细胞变异型 HES 等，由此出现的症状也表现出不同的特征。例如，T 细胞变异型 HES 主要表现为皮肤和软组织病变，但也有 HES 的其他临床表现，如心血管、肺和关节受累。

三、临床表现

患者可出现嗜酸性粒细胞介导的各种终末器官损伤症状和体征。很多患者起病隐匿，偶然才发现嗜酸性粒细胞增多；而有些患者由于心血管或神经系统并发症进展迅速，初始临床表现就十分严重，危及生命。

（一）皮肤

常见皮肤表现包括湿疹（累及手部、间擦部位或呈分散的斑块）、红皮病、泛发性皮肤增厚（苔藓样变）、皮肤划痕症、复发性荨麻疹和血管性水肿。有时，口、鼻、咽、食管、胃或阴茎/肛门出现难治性黏膜溃疡。

（二）其他部位

累及肺部占比 25%，常表现为咳嗽、呼吸急促、呼吸困难或哮鸣音。累及消化道占比 14%，引起嗜酸性粒细胞性胃炎、肠炎和/或结肠炎，进而导致体重减轻、腹痛、呕吐和/或重度腹泻。肝脏受累可表现为慢性活动性肝炎、局灶性肝脏病变、嗜酸性粒细胞性胆管炎等。累及心脏的占比仅 5% 左右，但嗜酸性粒细胞性心肌炎是 HES 患者病情加重和死亡的主要原因之一。累及神经系统占比在 4% 左右，可并发脑血栓栓塞、周围神经病或横窦血栓形成。

四、评估和诊断

至少 2 次检查发现外周血嗜酸性粒细胞持续 $> 1.5 \times 10^9$/L 时，应考虑 HES。即使患者没有症状，也应该进行评估。患者可出现贫血，特别是骨髓增殖变异型患者，血小板可能减少或增多。嗜酸性粒细胞组织/器官浸润的并发症可能导致转氨酶和血清肌钙蛋白水平升高，偶尔还会导致血尿素氮和血肌酐水平升高。推荐进行以下初步检查，以排查终末器官受累：血生化检查，包括转氨酶、肌酸激酶、肾功能和肌钙蛋白；心电图；超声心动图；肺功能测定；胸部 X 线和 CT；腹部 CT；组织活检；临床提示需行的其他检查。应根据详细病史和体格检查的结果选择适当的检查，排除嗜酸性粒细胞增多的常见病因，并应根据患者的具体体征和症状，进行多学科会诊：血液科、感染科、变态反应/免疫科、呼吸科、心内科、神经科等。另外，多种疾病会伴有继发性血液或组织嗜酸性粒细胞增多和 HES 的临床表现，包括白血病和淋巴瘤、副肿瘤综合征等，可进行血液专科评估。

五、治疗

一些 HES 患者需要立即治疗，而另一些患者则可以安全随访。治疗的总体目标是减少嗜酸性粒细胞计数、改善症状和体征以及防止疾病进展。给药方案主要为大剂量静脉用糖皮质激素，患者单用糖皮质激素可能无效，但通常会继续使用糖皮质激素，直到加入另一种药物并出现血液嗜酸性粒细胞计数减少，如环磷酰胺、利妥昔单抗、甲磺酸伊马替尼、长春新碱、羟基脲等。一旦血液嗜酸性粒细胞增多被抑制且症状得到控制，逐渐减少糖皮质激素剂量，至维持嗜酸性粒细胞计数和临床表现得到控制的最低剂量。在应用糖皮质激素的过程中，有关皮肤损伤可见第十章第二节表 10 - 2 - 1。

六、监测

由于 HES 患者的治疗主要为药物治疗，因此服药后的监测对患者来说至关重要，医护人员应给予足够的健康教育，告知患者监测是否出现治疗的副作用、器官受损和疾病进展，关注此病相关的皮肤损伤以及治疗后的药物皮肤副作用，并定期复查和及时就诊，建议患者在诊断后的第 1~2 年每 3 个月复查 1 次。

第四节　放射性皮炎

一、概述

放射性皮炎是由各种类型放射线（如 β 射线、γ 射线、X 射线、质子射线及其他高能粒子射线等）照射而引起的皮肤、黏膜炎性损害，为肿瘤放疗最常见的副作用，累及 90% 以上的放疗患者，尤其是乳腺癌、头颈部癌、皮肤癌、肺癌或肉瘤患者。大部分患者的皮肤反应为轻度或中度，表现为可逆性的毛发脱落、皮炎、色素沉着，但有 20%~45% 的患者会出现级别更高的皮炎，表现为不可逆性的皮肤萎缩，如皮脂腺、汗腺的器质性损伤和永久性的毛发脱落、湿性脱皮和溃疡。其分类可根据时间分为急性放射性皮炎（早期放射性皮炎）和慢性放射性皮炎（迟发性放射性皮炎）。急性放射性皮炎在开始治疗后的 90 日内发生，轻症表现为灼热、瘙痒、疼痛、色素沉着、干性或湿性脱皮、红斑，重则出现水肿、溃疡、出血、坏死、局部感染等。慢性放射性皮炎可在放疗结束数月至数年才出现，主要表现为皮肤萎缩、色素沉着、硬结性水肿、迟发性溃疡、增厚、纤维化等，严重者出现组织挛缩、运动功能受限、疼痛等不适。放射性皮炎不仅会影响患者容貌和生活质量，严重者还会造成放疗中断、治疗时间延长，最终影响患者的治疗结果和总体生活质量，给患者带来巨大身心压力及经济负担。

二、发病机制

（一）急性放射性皮炎

皮肤细胞，如基底角质形成细胞、毛囊干细胞和黑素细胞等对放射线高度敏感。在放疗期间，第一次放疗就可立即造成结构性组织损伤、细胞液离子化并产生短寿命自由基、细胞核和线粒体 DNA 不可逆性双链断裂，以及炎症反应。基底角质形成细胞大部分遭到破坏，从而破坏了表皮的自我更新能力。多次的放疗使得基底角质形成细胞没有时间来补充和维持表皮的最佳更新能力。

（二）慢性放射性皮炎

TGF - β 是调节蛋白，在正常组织炎症反应中调控细胞增殖和分化、伤口愈合及细胞外基质成分的合成。在放疗后，TGF - β 水平在数小时内便会升高，并且它可能与慢性放射性纤维化改变相关。

三、诊断与危险因素

（一）分级诊断

目前常用的放射性皮炎的分级标准主要有 NCI 的常见不良事件通用术语标准（common terminology criteria for adverse events，CTCAE），美国肿瘤放射治疗协作组（Radiation Therapy Oncology Group，RTOG）分级标准，以及晚期效应正常组织工作组主观、客观、管理和分析（late effects normal tissue task force subjective，objective，management and analytic，LENT - SOMA）评分系统等，详见表 10 - 4 - 1，我国放射肿瘤医生普遍采用 RTOG 分级标准对放射性皮炎进行诊断、分级及评价。

表 10 - 4 - 1　放射性皮炎常用分级标准

分级标准	0 级	1 级	2 级	3 级	4 级	5 级
NCI CTCAE V5.0	无变化	轻度红斑或干性脱皮	中度到重度红斑；片状湿性脱皮，多局限在皱纹和皱褶处；中度水肿	湿性脱皮不局限于皱纹和皱褶处；轻伤或摩擦可引起出血	危及生命；皮肤坏死或真皮层溃疡；受损部位出血；需要皮肤移植	死亡

续表

分级标准		0级	1级	2级	3级	4级	5级
RTOG 分级标准	急性	无变化	水疱样、淡红或暗红斑，脱发，干性脱皮，少汗	触痛性红斑或鲜红斑片状湿性脱皮，凹陷性水肿	皮肤褶皱部位以外融合性湿性脱皮，凹陷性水肿	溃疡，出血，坏死	
	慢性	无变化	轻度皮肤萎缩，色素改变，脱发	片状萎缩，中度毛细血管扩张，完全脱发	显著皮肤萎缩，粗大毛细血管扩张	溃疡	
LENT – SOMA 评分系统	主观反应 疼痛		偶发和轻微的感觉减退、瘙痒	间歇性、可忍受的疼痛	疼痛持久而强烈	难治性、难以忍受的疼痛	
	毛细血管扩张		<1 cm²	1～4 cm²	>4 cm²		
	客观评价 纤维化		勉强可以触摸到，主要表现为皮肤变硬，质韧	皮肤韧度和硬度明显增加	非常明显纤维化改变，皮肤变硬、回缩和固定		
	水肿		无症状	有症状	继发性功能障碍		
	乳房回缩、萎缩		10%～25%	>25%～40%	>40%～75%	整个乳房	
	溃疡		仅限表皮层，<1 cm²	限皮肤，>1 cm²	累及皮下组织	骨质暴露，坏死	
	臂围		臂围增加2～4 cm	臂围增加>4～6 cm	臂围增加>6 cm	手臂功能丧失	
	皮肤色素改变		暂时性的，轻微的色素沉着	永久性色素沉着			

（二）危险因素

放射性皮炎的危险因素包括患者相关因素、放射剂量和方案，以及同时接受化疗。就患者相关危险因素而言，其不同身体部位对放射的敏感性不同，较敏感的区域为颈前区、四肢、胸部、腹部和面部；肥胖、营养状况不良以及长期日晒、吸烟的生活方式可能会升高放射性皮炎的风险。另外，也有研究表明，放射性皮炎还存在部分遗传易感性，具有 DNA 修复能力受损相关遗传性疾病的患者，如共济失调毛细血管扩张症、布卢姆综合征（Bloom 综合征）等，有发生重度放射性皮炎的风险。放射总剂量、分次剂量及受照体积和表面积均会影响放射性皮炎的风险。一项多中心队列研究纳入了 2 309 例接受辅助放疗的乳腺癌患者，发现分多次放疗组的湿性脱皮、干性脱皮和≥2 级皮炎的发生率显著低于常规放疗组（分别为 6.6% vs 28.5%，18.7% vs 58.8% 和 27.4% vs 62.6%）。另有研究表明，放疗联合传统化疗药物（如蒽环类或紫杉烷类）或联合表皮生长因子受体抑制剂靶向抗癌治疗会增加重度放射性皮炎风险。一篇荟萃分析纳入了 15 项比较放化疗治疗鼻咽癌与单纯放疗治疗鼻咽癌的随机试验，发现放化疗使重度放射性皮炎的发生风险几乎翻倍［相对危险度为 1.80，95% 置信区间为 1.13 ~ 2.88］。

四、评估

评估包括一般病史询问、体格检查和专科检查。注意放疗期间除可出现放射性皮炎外，还应注意鉴别在放疗期间或结束后发生的其他皮肤病，如变应性接触性皮炎、皮肤皱襞炎性疾病、放射区皮肤癣菌病、带状疱疹等。

五、预防和治疗

目前，针对放射性皮炎的管理重在早期预防和对症治疗，应告知患者及家属或其他照顾者在治疗期间注意护理患者的皮肤，以减少刺激和创伤，缓解不适以及促进愈合。

（一）皮肤护理

皮肤护理为接受放疗患者的最主要的预防方式，是指在放疗期间及放疗结束后 2 ~ 4 周，保护治疗区皮肤免受刺激和摩擦，保持照射区皮肤清洁和干燥。

1. 皮肤清洗

让患者保持正常的卫生习惯可避免不必要的烦恼和社会孤立，应嘱患者在每次放疗前轻柔清洁并擦干放射区域的皮肤。建议患者使用温水和温和的肥皂进行清洗，例如优选 pH 值 4 ~ 6 接近人体皮肤表面的人工合成的无皂和无香精的液体沐浴露，水温不宜过高。头部放疗患者，可以使用温和的洗发水洗头。

2. 皮肤保护

对于日常的皮肤保护，建议患者穿宽松衣物，以免擦伤；避免皮肤刺激，例如不使用香水和含乙醇的护肤品；不在皮肤皱襞处使用玉米淀粉或婴儿爽身粉；避免在治疗区域内进行刮毛，若必须要刮毛时，不使用刀片剃须刀，可选择电动剃刀；注意放射部位避免使用胶带和黏合剂，避免阳光直晒，禁止使用冰敷或热敷，禁止挠抓局部皮肤，若出现水疱，不得自行处理。一项评估放射性皮炎外用药对放射性测定影响的研究发现，当外用药厚度≥3 mm时，皮肤表面放射剂量增加，因此不推荐患者在放疗前使用外用保湿剂、凝胶、乳液或敷料。一项纳入333例乳腺癌的随机对照研究显示，在术后辅助常规放疗时使用止汗剂或除臭剂组的出汗率显著低于对照组，因此指南推荐对于有需要的人群可使用止汗剂或除臭剂。护理人员应该使用评估工具对放疗部位皮肤进行常规的评估和记录，目前没有评估分级的金标准，推荐使用CTCAE或RTOG分级标准进行皮肤评估，未来需要开发更健全的评估工具，以患者自我报告为结局指标的工具能更好地反映结果。

（二）药物和非药物处理

主要药物为外用糖皮质激素，在放疗期间和放疗结束后数周定期使用外用糖皮质激素可降低重度皮炎的发生率，有利于缓解皮肤瘙痒和刺激。其他各种外用药物和敷料，包括芦荟、三乙醇胺、硫糖铝、透明质酸、磺胺嘧啶银、凡士林软膏、维生素C、尿囊素、杏仁油、橄榄油、右泛醇、洋甘菊、金盏花、阻挡膜、银尼龙敷料等，其具体效果仍有待进一步研究，医护人员应根据患者情况适当选用，并告知患者做好具体药物使用过程中的相关皮肤保护和监测。有关非药物处理，放射性皮炎患者可每日使用2~3次无香型、不含羊毛脂的水基保湿剂，这种护肤霜能保持皮肤表面的水分，保持皮肤柔韧性，但如果皮肤出现破损，则应停止使用，并及时就诊。关于诱导伤口愈合的光疗法（低水平激光疗法）的研究表明，其可预防皮炎、口干舌燥或口腔黏膜炎等辐射毒副作用，但目前其用于预防放射性皮炎的相关临床研究证据较少，不推荐作为常规预防手段。

（三）分级治疗

对于急性放射性皮炎的治疗取决于皮肤损伤的严重程度，包括一般皮肤护理措施、预防和治疗继发性皮肤感染及使用敷料，对于慢性放射性皮炎患者主要以对症处理为主。UpToDate临床顾问指南中，针对不同等级的放射性皮炎患者，建议采取不同措施。

1. 1级皮炎患者

表现为轻微红斑和干性脱皮。一般皮肤护理措施包括清洁和使用亲水性（水包油型）润肤剂保湿，除此之外，建议患者继续（如果已经为了预防而使用）或开始使用外用皮质类固醇来控制瘙痒和刺激。每日使用1

或 2 次外用皮质类固醇，并在放疗后继续使用 2 周。

2. 2 级或 3 级皮炎患者

表现为累及皮褶（2 级）或其他皮肤部位（3 级）的湿性脱皮。治疗包括预防继发性皮肤感染及在皮肤脱落部位使用敷料。感染时应采用外用和/或全身性抗生素进行细菌感染的标准治疗。有关敷料的选择目前并无明确结论，可采用柔软的吸收性硅胶泡沫敷料来处理湿性脱皮，这种敷料不会在移除时伤害伤口和周围皮肤，使用时可联合或不联合外用药物（如磺胺嘧啶银）。应根据渗出的严重程度每日或更频繁地更换敷料。

3. 4 级皮炎患者

出现全层皮肤坏死和溃疡的患者应视个人情况处理，此时可能需要中止放疗，并由包括创伤科医生、放射肿瘤科医生、皮肤科医生与护理人员的多学科团队治疗。治疗方法包括外科清创、全厚皮片移植、肌皮瓣或带蒂皮瓣移植。对于感染或有风险的伤口，应考虑使用全身性或外用抗生素。

总之，预防放射性皮炎应针对患者自身相关因素和治疗因素采取个性化的策略，可以合理选择放疗技术、加强皮肤护理宣教、根据患者情况联合使用多种药物及制剂进行早期预防和护理。急性放射性皮炎出现后应根据严重程度进行分级治疗，慢性放射性皮炎以对症处理为主，目前尚无特效治疗手段。由于缺乏大规模、多中心随机对照研究，许多预防及治疗手段存在争议，期待后续更多高级别、高质量的研究能填补这一空白，为预防及治疗放射性皮炎找到更安全、有效的策略。

第五节　化疗药物相关皮肤损伤

肿瘤的全身性和局部治疗可引起多种皮肤、黏膜、毛发和指（趾）甲改变。接受抗肿瘤治疗的患者出现皮肤病变可能为治疗的副作用，但也需要考虑其他病因，包括其他药物所致皮肤反应、原有疾病恶化、感染、肿瘤转移、副肿瘤综合征或营养障碍等。为准确诊断和治疗化疗相关副作用，临床医护人员需要知晓患者所用药物最常见的皮肤反应模式，本节将列举一些常见的皮肤损伤及相关化疗药物，讨论化疗药物相关皮肤损伤的护理措施。

一、概述

化疗用药会影响正常细胞的生长和分裂过程，导致皮肤细胞受损，出现一系列皮肤损伤，表 10 - 5 - 1 整理了有关皮肤损伤的具体模式。

表 10 - 5 - 1　常见化疗药物所致皮肤损伤

皮肤损伤	描述	典型药物
免疫介导的输液反应	全身性过敏反应，如荨麻疹、瘙痒、血管性水肿等，通常在给药后 1 小时内出现，也可能在给药后 24 小时才出现	顺铂、卡铂、奥沙利铂等铂类药物引起的输液反应大多是典型的过敏反应；使用甲氨蝶呤后发生皮肤血管炎，以及输注利妥昔单抗后发生血清病样反应。局部用氮芥导致的接触性皮炎
色素改变	色素沉着增加的区域可为局限性或弥漫性，可能位于皮肤、黏膜、毛发和/或指（趾）甲，包括身体表皮蛇纹状改变、指甲颜色改变、黏膜色素改变和毛发色素改变，色素改变通常在停药后消退，但也可能持续存在	接受细胞毒性药物（特别是烷化剂和抗肿瘤抗生素）、氟尿嘧啶类，可引起蛇纹状改变，沿输注部位近端的静脉分布的色素沉着。聚乙二醇化多柔比星脂质体可引起躯干和四肢（包括手掌和足底）色素沉着斑；羟基脲可引起面部、颈部、前臂、手掌和指（趾）甲色素沉着；受压部位或创伤部位的色素沉着也可加重；甲氨蝶呤可引起皮肤弥漫性棕色色素沉着；米托蒽醌可引起面部、手背和指（趾）甲色素沉着；柔红霉素可能引起头皮环状或多环状色素沉着；博来霉素、环磷酰胺、白消安和多柔比星引起的色素沉着好发于间擦部位和手掌褶皱。黏膜色素沉着与白消安、环磷酰胺（牙龈）、替加氟（下唇和阴茎头）、多柔比星（舌黏膜和颊黏膜）、顺铂以及氟尿嘧啶治疗有关。顺铂和环磷酰胺都可引起毛发颜色改变，如环磷酰胺可使毛发变为浅红色至黑色。甲氨蝶呤可引起头发、眉毛和睫毛色素沉着，这些色素沉着带往往与正常颜色相间分布，称为"旗帜征"，这是由治疗期和非治疗期交替所引起
指（趾）甲病变	包括甲板或甲床弥散性色素沉着或带状/条状色素沉着（纵向黑甲）、甲剥离、甲襞和甲床的炎性改变	甲色素改变：常见氟尿嘧啶，还包括烷化剂、紫杉烷类、抗代谢物（羟基脲、环磷酰胺）、蒽环类和抗肿瘤抗生素等。白甲也见于多柔比星、环磷酰胺和长春新碱治疗的患者。甲剥离：紫杉醇和多西他赛最常导致，其他还有环磷酰胺、多柔比星、依托泊苷、氟尿嘧啶、羟基脲、卡培他滨、伊沙匹隆，以及博来霉素与长春碱联合治疗。疼痛性甲沟炎：常伴有化脓性肉芽肿，可由依托泊苷、卡培他滨、甲氨蝶呤和多柔比星引起

续表

皮肤损伤	描述	典型药物
光敏反应	多种化疗药物可导致机体对紫外线暴露的敏感性增加（光敏性）。光敏反应有多种表现：光变态反应、光回忆现象、光增强反应、光照性甲剥离等	光变态反应：氟他胺（抗雄激素药物）和替加氟（氟尿嘧啶的前体药物）。光回忆现象和光增强反应：甲氨蝶呤、紫杉烷类、吉西他滨和一些细胞毒性药物联合方案。光照性甲剥离如巯嘌呤
亚急性皮肤型红斑狼疮（SCLE）和硬皮病样改变	SCLE 表现为分布于日光暴露区域的环状或多环状脱屑性红斑；硬皮病样改变，包括躯干及四肢的皮肤水肿、紧绷和硬化	SCLE：使用紫杉烷类、氟尿嘧啶＋卡培他滨、多柔比星＋环磷酰胺以及吉西他滨的患者。硬皮病样改变：常见博来霉素、吉西他滨和多西他赛治疗的患者
放疗回忆性皮炎（radiation recall dermatitis，RRD）和增强反应	RRD 是一种炎性皮肤反应，在患者使用某些促进药物后发生于曾接受过放疗的皮肤区域，包括红斑（可能伴有疼痛）、囊泡生成、脱屑和溃疡等。若在放疗的同时或 1 周内应用放射增强药物，可出现放疗皮肤毒性反应增强，可出现疼痛性红斑、水肿、浅表脱屑，重症病例还可出现糜烂（湿性脱屑）。静脉给药引起的 RRD 通常在 2 周内消退，而口服给药引起的 RRD 可能会持续数月	RRD 常见药物：蒽环类药物及其类似物最常见，三氧化二砷、博来霉素、卡培他滨、环磷酰胺、阿糖胞苷、卡那霉素、柔红霉素、多西他赛、多柔比星（游离和脂质体）、依托泊苷、氟尿嘧啶、吉西他滨、羟基脲、依达比星、洛莫司汀、马法兰、甲氨蝶呤、紫杉醇、培美曲塞、他莫昔芬、长春碱。常见放疗增强药物：博来霉素、卡那霉素、多柔比星、含和不含顺铂的氟尿嘧啶、羟基脲、巯基嘌呤、甲氨蝶呤、紫杉醇、吉西他滨、苯丁酸氮芥、卡培他滨
手－足综合征（hand-foot syndrome，HFS）	HFS 也称为肢端红斑、掌跖感觉丧失性红斑、掌跖中毒性红斑、Burgdorf 反应和化疗中毒性红斑。患者最初诉手掌和/或足底麻刺感，随后出现水肿和压痛性、对称性红斑，在远端指（趾）骨的脂肪垫上最为明显。皮损可能呈跳跃分布，可延伸至四肢背面。HFS 会导致疼痛，可能影响行走、抓物等日常活动。HFS 通常在停用致病药物后 2 ~ 4 周消退，但愈合过程常涉及受累区域的浅表脱屑。HFS 通常没有长期后遗症，但长期 HFS 可能会导致掌跖角化病	阿糖胞苷、多柔比星脂质体、卡培他滨或氟尿嘧啶

续表

皮肤损伤	描述	典型药物
嗜中性外分泌腺汗腺炎（NEH）	NEH是一种反应性疾病，患者在致病药物治疗后1~2周出现皮疹。临床表现不具特异性，皮损通常为无症状性、红斑性、水肿性斑块，但也可能存在紫癜和疼痛，可位于四肢、躯干和面部，包括眶周区域，此处的严重皮损可能与蜂窝组织炎类似。该病可在1~2周自行消退	博来霉素、苯丁酸氮芥、环磷酰胺、阿糖胞苷、多柔比星、洛莫司汀、米托蒽醌、拓扑替康、长春新碱等
发疹性（斑丘疹性）皮疹	皮损可能呈麻疹样，或由大量红斑性小丘疹组成，与任何感染性皮疹均不相似，麻疹样疹的特征为单一形态的红斑性丘疹	硼替佐米、来那度胺、克拉屈滨、氟达拉滨、吉西他滨、培美曲塞和阿糖胞苷
固定型药疹	其典型特征是敏感者在使用药物后迅速出现孤立性斑疹、斑块或大疱，极少数患者可出现多发性或弥漫性皮损。早期皮损为一个边界清楚、红斑性、圆形至卵圆形斑疹，在用药后30分钟至8小时出现，且每次暴露后都出现在相同位置。半数皮损发生在口腔或生殖器黏膜。在数小时内，皮损出现水肿，形成斑块，可能会进展为大疱，甚至最终发生糜烂。如果继续使用药物则皮损会持续存在，但停药后几日到几周皮损就会消退	达卡巴嗪、羟基脲、紫杉醇、丙卡巴嗪
重度皮肤药物反应	有多种抗肿瘤药物可引起危及生命的皮肤不良反应，如SJS/TEN和药物反应伴嗜酸性粒细胞增多和全身性症状，其特征是大量角质形成细胞凋亡导致的表皮大面积坏死和脱落，急性并发症可能包括大量体液丢失和电解质紊乱、低血容量性休克、脓毒症和多器官功能障碍。必须立即并永久停用致病药物	卡培他滨、苯丁酸氮芥和来那度胺等

二、化疗药物相关皮肤损伤的护理

（一）预防措施

1. 保持皮肤清洁和湿润

化疗期间，患者皮肤应该保持干净和湿润。使用温和的洗面奶和洗发水清洁皮肤和头发，并在皮肤上使用甘油或保湿乳液保持湿润。每天可以使用两次，在晨起后和晚睡前使用。

2. 减少紫外线暴露

在化疗期间，皮肤变得更加敏感，因此需要减少紫外线的暴露。在户外活动时，需要善用防晒霜或衣物遮挡。此外，如果出现了皮肤干燥或脱皮，应该选择富含油分的防晒霜。

3. 避免皮肤摩擦或受损

在化疗期间，皮肤更容易受损，因此需要避免皮肤的摩擦和受损。建议穿宽松的衣服和鞋子，切勿剃胡须或剪指（趾）甲，以免造成皮肤损伤。如果化疗药物被直接注射到皮肤下面，则需要特别关注化疗部位，不要摩擦或按摩该部位，以免引起局部红肿或破裂，继而容易发生局部感染。

4. 避免使用含乙醇或香味的化妆品

在化疗期间，需要避免使用含乙醇或香味的化妆品。化妆品的使用会刺激皮肤，使皮肤出现发红、疼痛和瘙痒等症状。

5. 饮食与营养

在化疗期间应该注意饮食，少吃生冷、刺激性食物，多吃高蛋白、易消化、富含营养的食物。尤其需要注意多吃易消化的含丰富蛋白质的食物，如牛奶、肉肠蔬菜汤、鸡汤等，可以提高身体免疫力，减少皮肤损伤。

（二）常见皮肤损伤症状的护理方法

1. 干燥和脱屑

干燥和脱屑是化疗期间常见的皮肤症状。为了缓解这两种症状，可以指导患者在局部涂抹保湿乳液或甘油。另外，可以使用温水浸泡患部或使用湿热敷，可以有效地缓解干燥、脱屑的症状。

2. 发红和瘙痒

发红和瘙痒是化疗期间较为常见的皮肤症状。对于轻微的症状，可以在患部使用消炎药膏或涂抹清凉剂来缓解症状。对于严重的症状，则可根据病情口服抗过敏药物。

　　处在化疗期间的患者，需要特别注意皮肤损伤的护理。在使用任何护理产品前，需要咨询医生或护士。当皮肤损伤情况加重或出现感染症状时，应及时就医，以便及时缓解症状，避免病情恶化。

参考文献

［1］ ADDERLEY U J, HOLT I G. Topical agents and dressings for fungating wounds ［J］. Cochrane Database Syst Rev, 2014, 2014 (5): 1 – 25.

［2］ AHMED Y, SCOTT I U, PATHENGAY A, et al. Povidone-iodine for endophthalmitis prophylaxis ［J］. Am J Ophthalmol, 2014, 157 (3): 503 – 504.

［3］ ALDALLAL S M. Mini review: leg ulcers—a secondary complication of sickle cell disease ［J］. Int J Gen Med, 2019, 12: 279 – 282.

［4］ ALEXANDER S. Malignant fungating wounds: epidemiology, aetiology, presentation and assessment ［J］. J Wound Care, 2009, 18 (7): 273 – 274, 276 – 278, 280.

［5］ ALEXANDER S. Malignant fungating wounds: key symptoms and psychosocial issues ［J］. J Wound Care, 2009, 18 (8): 325 – 329.

［6］ ALIMONTI A, NARDONI C, PAPALDO P, et al. Nail disorders in a woman treated with ixabepilone for metastatic breast cancer ［J］. Anticancer Res, 2005, 25 (5): 3531 – 3532.

［7］ ALLEY E, GREEN R, SCHUCHTER L. Cutaneous toxicities of cancer therapy ［J］. Curr Opin Oncol, 2002, 14 (2): 212 – 216.

［8］ ALTMAN I A, KLEINFELDER R E, QUIGLEY J G, et al. A treatment algorithm to identify therapeutic approaches for leg ulcers in patients with sickle cell disease ［J］. Int Wound J, 2016, 13 (6): 1315 – 1324.

［9］ AMATO A, BOTTINI C, DE NARDI P, et al. Evaluation and management of perianal abscess and anal fistula: a consensus statement developed by the Italian Society of Colorectal Surgery (SICCR) ［J］. Tech Coloproctol, 2015, 19 (10): 595 – 606.

［10］ AMOURI M, MASMOUDI A, AMMAR M, et al. Sweet's syndrome: a retrospective study of 90 cases from a tertiary care center ［J］. Int J Dermatol, 2016, 55 (9): 1033 – 1039.

［11］ ANTWI-BOASIAKO C, CAMPBELL A D. Low nitric oxide level is implicated in sickle cell disease and its complications in Ghana ［J］. Vasc Health Risk Manag, 2018, 14: 199 – 204.

［12］ ANZALONE C L, COHEN P R. Acute febrile neutrophilic dermatosis (Sweet's syndrome) ［J］. Curr Opin Hematol, 2013, 20 (1): 26 – 35.

［13］ AYGENC E, CELIKKANAT S, KAYMAKCI M, et al. Prophylactic effect of pentoxifylline on radiotherapy complications: a clinical study ［J］. Otolaryngol Head Neck Surg, 2004, 130 (3): 351 – 356.

［14］ BANDINI G, BELARDINELLI A, ROSTI G, et al. Toxicity of high-dose busulphan and cyclophosphamide as conditioning therapy for allogeneic bone marrow transplantation in adults with haematological malignancies ［J］. Bone Marrow Transplant, 1994, 13 (5): 577 – 581.

［15］ BARANOSKI S, AYELLO E A. 伤口护理实践原则 ［M］. 蒋琪霞, 译. 北京: 人民卫生出版社, 2017.

［16］ BASU S, GOSWAMI A G, DAVID L E, et al. Psychological Stress on Wound Healing: A Silent Player in a Complex Background ［J］. Int J Low Extrem Wounds, 2022.

［17］ BATES-JENSEN B M, SUSSMAN C. Wound care - a collaborative practice manual for health professionals ［M］. 4th ed. Baltimore: Lippincott Williams and Wilkins, 2012.

［18］ BECHERT K, ABRAHAM S E. Abraham. Pain Management and Wound Care ［J］. J Am Col Certif Wound Spec, 2009, 1 (2): 65-71.

［19］ ANNE-MARIE D, CATHERINE H, DIANE L, et al. Best practice recommendations for holistic strategies to promote and maintain skin integrity ［EB/OL］. ［2020-02-28］. https://www. woundsinternational. com/resources/details/best-practice-recommendations-holistic-strategies-promote-and-maintain-skin-integrity.

［20］ BERNIER J, BONNER J, VERMORKEN J B, et al. Consensus guidelines for the management of radiation dermatitis and coexisting acne-like rash in patients receiving radiotherapy plus EGFR inhibitors for the treatment of squamous cell carcinoma of the head and neck ［J］. Ann Oncol, 2008, 19 (1): 142-149.

［21］ BLACK J, BAHARESTANI M, CUDDIGAN J, et al. National Pressure Ulcer Advisory Panel's updated pressure ulcer staging system ［J］. Urol Nurs, 2007, 27 (2): 144-150, 156.

［22］ BOURKE J F, KEOHANE S, LONG C C, et al. Sweet's syndrome and malignancy in the U. K ［J］. Br J Dermatol, 1997, 137 (4): 609-613.

［23］ BRAY F N, SIMMONS B J, WOLFSON A H, et al. Acute and Chronic Cutaneous Reactions to Ionizing Radiation Therapy ［J］. Dermatol Ther (Heidelb), 2016, 6 (2): 185-206.

［24］ BROWN K R, RZUCIDLO E. Acute and chronic radiation injury ［J］. J Vasc Surg, 2011, 53 (Suppl. 1): 15S-21S.

［25］ CARVILLE K, LESLIE G D, OSSEIRAN-MOISSON R, et al. The effectiveness of a twice-daily skin-moisturizing regimen for reducing the incidence of skin tears ［J］. Int Wound J, 2014, 11 (4): 446-453.

［26］ CENSABELLA S, ROBIJNS J, CLAES S, et al. Low level laser therapy for the management of radiation dermatitis: preliminary results of a pilot study in breast cancer patients ［M］. Ann Oncol, 2014, 25 (Suppl. 4): 1.

［27］ CHEN C Y, CHENG A, HUANG S Y, et al. Clinical and Microbiological Characteristics of Perianal Infections in Adult Patients with Acute Leukemia ［J］. PLoS One, 2013, 8 (4): 1-5.

［28］ CHOI H J, CHANG S E, LEE M W, et al. A case of recurrent Sweet's syndrome in an 80-year-old man: a clue to an underlying malignancy ［J］. Int J Dermatol, 2006, 45 (4): 457-459.

［29］ COHEN P R, HOLDER W R, TUCKER S B, et al. Sweet syndrome in patients with solid tumors ［J］. Cancer, 1993, 72 (9): 2723-2731.

［30］ COHEN P R. Sweet's syndrome—a comprehensive review of an acute febrile neutrophilic dermatosis ［J］. Orphanet J Rare Dis, 2007, 2: 34.

［31］ COKER J F, MARTIN M E, SIMPSON R M, et al. Frailty: an in-depth qualitative study exploring the views of community care staff ［J］. BMC Geriatr, 2019, 19 （1）: 1 - 12.

［32］ CRANE M M, CHANG C M, KOBAYASHI M G, et al. Incidence of myeloproliferative hypereosinophilic syndrome in the United States and an estimate of all hypereosinophilic syndrome incidence ［J］. J Allergy Clin Immunol, 2010, 126 （1）: 179 - 181.

［33］ DA COSTA FERREIRA S A, SERNA GONZÁLEZ C V, THUM M, et al. Topical therapy for pain management in malignant fungating wounds: a scoping review ［J］. J Clin Nurs, 2023, 32 （13/14）: 3015 - 3029.

［34］ DELMORE B A, AYELLO E A. CE: pressure injuries caused by medical devices and other objects: a clinical update ［J］. Am J Nurs, 2017, 117 （12）: 36 - 45.

［35］ DIGNAN F L, AMROLIA P, CLARK A, et al. Diagnosis and management of chronic graft-versus-host disease ［J］. Brit J Haematol, 2012, 158 （1）: 46 - 61.

［36］ DOUGHTY D B, MCNICHOL L L. Wound management ［M］. Philadelphia: Wolters Kluwer, 2016.

［37］ DULOHERY M M, PATEL R R, SCHNEIDER F, et al. Lung involvement in hypereosinophilic syndromes ［J］. Respir Med, 2011, 105 （1）: 114 - 121.

［38］ DUMYATI G, CONCANNON C, VAN WIJNGAARDEN E, et al. Sustained reduction of central line-associated bloodstream infections outside the intensive care unit with a multimodal intervention focusing on central line maintenance ［J］. Am J Infect Control, 2014, 42 （7）: 723 - 730.

［39］ ELAD S, RABER-DURLACHER J E, BRENNAN M T, et al. Basic oral care for hematology-oncology patients and hematopoietic stem cell transplantation recipients: a position paper from the joint task force of the Multinational Association of Supportive Care in Cancer/ International Society of Oral Oncology （MASCC/ISOO） and the European Society for Blood and Marrow Transplantation （EBMT） ［J］. Support Care Cancer, 2015, 23 （1）: 223 - 236.

［40］ ERIKSSON E, LIU P Y, SCHULTZ G S, et al. Chronic wounds: Treatment consensus ［J］. Wound Repair Regen, 2022, 30 （2）: 156 - 171.

［41］ European Pressure Ulcer Advisory Panel and National Pressure Ulcer Advisory Panel. Treatment of pressure ulcers: Quick Reference Guide ［S］. Washington DC: National Pressure Ulcer Advisory Panel, 2009.

［42］ European Pressure Ulcer Advisory Panel （EPUAP）, National Pressure Injury Advisory Panel （NPIAP）, Pan Pacific Pressure Injury Alliance （PPPIA）. Medical device related pressure ulcers. Prevention and treatment of pressure ulcers ［EB/OL］. （2019 - 11 - 15）. https: //www. epuap. org/wp-content/uploads/2021/07/qrg-2019-simplified-chinese. pdf.

［43］ FARAHANI M, SHAFIEE A. Wound healing: From passive to smart dressings ［J］. Adv Healthc Mater, 2021, 10 （16）: 1 - 32.

［44］ FERNÁNDEZ-CASTRO M, MARTÍN-GIL B, PEÑA-GARCÍA I, et al. Effectiveness of semi-permeable dressings to treat radiation-induced skin reactions. A systematic review ［J］. Eur J Cancer Care （Engl）, 2017, 26 （6）: 1.

［45］ FERRARA J L, LEVINE J E, REDDY P, et al. Graft-versus-host disease ［J］. Lancet,

2009, 373 (9674): 1550 – 1561.

[46] FERREIRA E B, CIOL M A, DE MENESES A G, et al. Chamomile Gel versus Urea Cream to Prevent Acute Radiation Dermatitis in Head and Neck Cancer Patients: Results from a Preliminary Clinical Trial [J]. Integr Cancer Ther, 2020, 19: 1 – 12.

[47] FERREIRA E B, VASQUES C I, GADIA R, et al. Topical interventions to prevent acute radiation dermatitis in head and neck cancer patients: a systematic review [J]. Support Care Cancer, 2017, 25 (3): 1001 – 1011.

[48] FILIPOVICH A H, WEISDORF D, PAVLETIC S, et al. National Institutes of Health consensus development project on criteria for clinical trials in chronic graft-versus-host disease: I. Diagnosis and staging working group report [J]. Biol Blood Marrow Transplant, 2005, 11 (12): 945 – 956.

[49] FLAUM M A, SCHOOLEY R T, FAUCI A S, et al. A clinicopathologic correlation of the idiopathic hypereosinophilic syndrome. I. Hematologic manifestations [J]. Blood, 1981, 58 (5): 1012 – 1020.

[50] FLOWERS M E, INAMOTO Y, CARPENTER P A, et al. Comparative analysis of risk factors for acute graft-versus-host disease and for chronic graft-versus host disease according to National Institutes of Health consensus criteria [J]. Blood, 2011, 117 (11): 3214 – 3219.

[51] GETHIN G, VELLINGA A, MCINTOSH C, et al. Systematic review of topical interventions for the management of odour in patients with chronic or malignant fungating wounds [J]. J Tissue Viability, 2023, 32 (1): 151 – 157.

[52] GORSKI L, HADAWAY L, HAGLE M E, et al. Infusion Therapy Standards of Practice [J]. J Infus Nurs, 2016, 39 (Suppl. 1): S1 – S159.

[53] GORSKI L A, HADAWAY L, HAGLE M E, et al. Infusion Therapy Standards of Practice, 8th Edition [J]. J Infus Nurs, 2021, 44 (Suppl. 1): S1 – S224.

[54] GORSKI L A. The 2016 infusion therapy standards of practice [J]. Home Healthcare Now, 2017, 35 (1): 10 – 18.

[55] GOTTLIEB C C, MISHRA A, BELLIVEAU D, et al. Ocular involvement in acute febrile neutrophilic dermatosis (Sweet syndrome): new cases and review of the literature [J]. Surv Ophthalmol, 2008, 53 (3): 219 – 226.

[56] GOUTOS I, COGSWELL L K, GIELE H. Extravasation injuries: a review [J]. J Hand Surg Eur Vol, 2014, 39 (8): 808 – 818.

[57] GRANJA P D, QUINTÃO S B M, PERONDI F, et al. Leg ulcers in sickle cell disease patients [J]. J Vasc Bras, 2020, 19: 1 – 16.

[58] GZELL C E, CARROLL S L, SUCHOWERSKA N, et al. Radiation recall dermatitis after pre-sensitization with pegylated liposomal doxorubicin [J]. Cancer Invest, 2009, 27 (4): 397 – 401.

[59] HALPERN J, SALIM A. Pediatric sweet syndrome: case report and literature review [J]. Pediatr Dermatol, 2009, 26 (4): 452 – 457.

[60] HARROLD K, GOULD D, DREY N. The management of cytotoxic chemotherapy extrava-

sation: a systematic review of the literature to evaluate the evidence underpinning contemporary practice [J]. Eur J Cancer Care (Engl), 2015, 24 (6): 771 – 800.

［61］ HE Y, GUO T, GUAN H, et al. Concurrent chemoradiotherapy versus radiotherapy alone for locoregionally advanced nasopharyngeal carcinoma in the era of intensity-modulated radiotherapy: a meta-analysis [J]. Cancer Manag Res, 2018, 10: 1419 – 1428.

［62］ HEMATI S, ASNAASHARI O, SARVIZADEH M, et al. Topical silver sulfadiazine for the prevention of acute dermatitis during irradiation for breast cancer [J]. Support Care Cancer, 2012, 20 (8): 1613 – 1618.

［63］ HICKOK J T, MORROW G R, ROSCOE J A, et al. Occurrence, severity, and longitudinal course of twelve common symptoms in 1129 consecutive patients during radiotherapy for cancer [J]. J Pain Symptom Manage, 2005, 30 (5): 433 – 442.

［64］ HYMES S R, STROM E A, FIFE C. Radiation dermatitis: clinical presentation, pathophysiology, and treatment 2006 [J]. J Am Acad Dermatol, 2006, 54 (1): 28 – 46.

［65］ Institute for Safe Medication Practice (ISMP). ISMP Safe practice guidelines for adult IV push medications [EB/OL]. [2015 – 07 – 23]. https://www. ismp. org/guidelines/iv-push.

［66］ JACOBSON J, POLOVICH M, GILMORE T R, et al. Revisions to the 2009 american society of clinical oncology/oncology nursing society chemotherapy administration safety standards: expanding the scope to include inpatient settings [J]. J Oncol Pract, 2012, 8 (1): 2 – 6.

［67］ JAGASIA M H, GREINIX H T, ARORA M, et al. National Institutes of Health Consensus Development Project on Criteria for Clinical Trials in Chronic Graft-versus-Host Disease: I . The 2014 Diagnosis and Staging Working Group report [J]. Biol Blood Marrow Transplant, 2015, 21 (3): 389 – 401. e1.

［68］ JAGSI R, GRIFFITH K A, BOIKE T P, et al. Differences in the Acute Toxic Effects of Breast Radiotherapy by Fractionation Schedule: Comparative Analysis of Physician-Assessed and Patient-Reported Outcomes in a Large Multicenter Cohort [J]. JAMA Oncol, 2015, 1 (7): 918 – 930.

［69］ JUNG K, COVINGTON S, SEN C K, et al. Rapid identification of slow healing wounds [J]. Wound Repair Regen, 2016, 24 (1): 181 – 188.

［70］ JUNIUS-WALKER U, ONDER G, SOLEYMANI D, et al. The essence of frailty: A systematic review and qualitative synthesis on frailty concepts and definitions [J]. Eur J Intern Med, 2018, 56: 3 – 10.

［71］ KAUL R, MISHRA B K, SUTRADAR P, et al. The role of Wobe-Mugos in reducing acute sequele of radiation in head and neck cancers—a clinical phase-Ⅲ randomized trial [J]. Indian J Cancer, 1999, 36 (2/3/4): 141 – 148.

［72］ KEVIN W. 伤口护理管理的新进展 [J]. 护理管理杂志, 2013, 13 (11): 767 – 769.

［73］ KISHI C, AMANO H, SHIMIZU A, et al. Cutaneous necrosis induced by extravasation of hydroxyzine [J]. Eur J Dermatol, 2014, 24 (1): 131 – 132.

［74］ KOTTNER J, SIGAUDO-ROUSSEL D, CUDDIGAN J. From bed sores to skin failure:

Linguistic and conceptual confusion in the field of skin and tissue integrity [J]. Int J Nurs Stud, 2019, 92: 58 - 59.

[75] KOTTNER J, CUDDIGAN J, CARVILLE K, et al. Prevention and treatment of pressure ulcers/injuries: the protocol for the second update of the international clinical practice guideline 2019 [J]. J Tissue Viability, 2019, 28 (2): 51 - 58.

[76] KREIDIEH F Y, MOUKADEM H A, EL SAGHIR N S. Overview, prevention and management of chemotherapy extravasation [J]. World J Clin Oncol, 2016, 7 (1): 87 - 97.

[77] LAM A C, YU E, VANWYNSBERGHE D, et al. Phase III Randomized Pair Comparison of a Barrier Film vs. Standard Skin Care in Preventing Radiation Dermatitis in Post-lumpectomy Patients with Breast Cancer Receiving Adjuvant Radiation Therapy [J]. Cureus, 2019, 11 (6): 1 - 14.

[78] LANGEMO D, CAMPBELL K E, HOLLOWAY S, et al. Applying Frailty Syndrome to the Skin: A Review and Guide for Prevention and Management [J]. Adv Skin Wound Care, 2021, 34 (8): 444 - 447.

[79] LANGSTEIN H N, DUMAN H, SEELIG D, et al. Retrospective study of the management of chemotherapeutic extravasation injury [J]. Ann Plast Surg, 2002, 49 (4): 369 - 374.

[80] LEBLANC K, WOO K, CHRISTENSEN D, et al. Best practice recommendations for the prevention and management of skin tears [S/OL]. [2021 - 02 - 11]. https://www.woundscanada. ca/docman/public/health-care-professional/bpr-workshop/552-bpr-prevention-and-management-of-skin-tears/file.

[81] LEIFERMAN K M, GLEICH G J, PETERS M S. Dermatologic manifestations of the hypereosinophilic syndromes [J]. Immunol Allergy Clin North Am, 2007, 27 (3): 415 - 441.

[82] LEVENTHAL J, YOUNG M R. Radiation Dermatitis: Recognition, Prevention, and Management [J]. Oncology (Williston Park), 2017, 31 (12): 885 - 887, 894 - 899.

[83] LEWIS L, CARSON S, BYDDER S, et al. Evaluating the effects of aluminum-containing and non-aluminum containing deodorants on axillary skin toxicity during radiation therapy for breast cancer: a 3-armed randomized controlled trial [J]. Int J Radiat Oncol Biol Phys, 2014, 90 (4): 765 - 771.

[84] LIEVENS Y, HAUSTERMANS K, VAN DEN WEYNGAERT D, et al. Does sucralfate reduce the acute side-effects in head and neck cancer treated with radiotherapy? A double-blind randomized trial [J]. Radiother Oncol, 1998, 47 (2): 149 - 153.

[85] LIN L C, QUE J, LIN L K, et al. Zinc supplementation to improve mucositis and dermatitis in patients after radiotherapy for head-and-neck cancers: a double-blind, randomized study [J]. Int J Radiat Oncol Biol Phys, 2006, 65 (3): 745 - 750.

[86] MARCHETTI M A, NOLAND M M, DILLON P M, et al. Taxane associated subacute cutaneous lupus erythematosus [J]. Dermatol Online J, 2013, 19 (8): 1 - 6.

[87] MARGOLIS D J, GROSS P R. Neutrophilic eccrine hidradenitis: a case report and review of the literature [J]. Cutis, 1991, 48 (3): 198 - 200.

［88］ MARTIN M, LEFAIX J, DELANIAN S. TGF-beta1 and radiation fibrosis：a master switch and a specific therapeutic target？［J］. Int J Radiat Oncol Biol Phys, 2000, 47（2）：277 – 290.

［89］ MCBRIDE W H, CHIANG C S, OLSON J L, et al. A sense of danger from radiation ［J］. Radiat Res, 2004, 162（1）：1 – 19.

［90］ MCQUESTION M. Evidence-based skin care management in radiation therapy：clinical update ［J］. Semin Oncol Nurs, 2011, 27（2）：e1 – e17.

［91］ MCQUESTION M. Evidence-based skin care management in radiation therapy ［J］. Semin Oncol Nurs, 2006, 22（3）：163 – 173.

［92］ MILLER K K, GORCEY L, MCLELLAN B N. Chemotherapy-induced hand-foot syndrome and nail changes：a review of clinical presentation, etiology, pathogenesis, and management ［J］. J Am Acad Dermatol, 2014, 71（4）：787 – 794.

［93］ MINNITI C P, DELANEY K M, GORBACH A M, et al. Vasculopathy, inflammation, and blood flow in leg ulcers of patients with sickle cell anemia ［J］. Am J Hematol, 2014, 89（1）：1 – 6.

［94］ MINNITI C P, KATO G J. Critical Reviews：How we treat sickle cell patients with leg ulcers ［J］. Am J Hematol, 2016, 91（1）：22 – 30.

［95］ MOORE P M, HARLEY J B, FAUCI A S. Neurologic dysfunction in the idiopathic hypereosinophilic syndrome ［J］. Ann Intern Med, 1985, 102（1）：109 – 114.

［96］ MOORE Z, DOWSETT C, SMITH G, et al. TIME CDST：an updated tool to address the current challenges in wound care ［J］. J Wound Care, 2019, 28（3）：154 – 161.

［97］ MUNOZ N, LITCHFORD M, CEREDA E. Nutrition and Wound Care ［J］. Phys Med Rehabil Clin N Am, 2022, 33（4）：811 – 822.

［98］ NARDONE B, WU S, GARDEN B C, et al. Risk of rash associated with lenalidomide in cancer patients：a systematic review of the literature and meta-analysis ［J］. Clin Lymphoma Myeloma Leuk, 2013, 13（4）：424 – 429.

［99］ National Institute for Health and Care Excellence（NICE）. Pressure ulcers：prevention and management ［EB/OL］.［2014 – 04 – 13］. https：//www. nice. org. uk/guidance/cg179.

［100］ 压疮预防快速参考指南 ［S/OL］.［2009 – 10 – 01］. https：//www. epuap. org/wp-content/uploads/2016/10/qrg_ prevention_ in_ chinese. pdf.

［101］ NDIAYE M, NIANG S O, DIOP A, et al. Leg ulcers in sickle cell disease：A retrospective study of 40 cases ［J］. Ann Dermatol Venereol, 2016, 143（2）：103 – 107.

［102］ NICODÈME M, DUREAU S, CHÉRON M, et al. Frequency and Management of Hemorrhagic Malignant Wounds：A Retrospective, Single-Center, Observational Study ［J］. J Pain Symptom Manage, 2021, 62（1）：134 – 140.

［103］ OBERMEYER Z, EMANUEL E J. Predicting the Future—Big Data, Machine Learning, and Clinical Medicine ［J］. N Engl J Med, 2016, 375（13）：1216 – 1219.

［104］ OGBOGU P U, BOCHNER B S, BUTTERFIELD J H, et al. Hypereosinophilic syndrome：a multicenter, retrospective analysis of clinical characteristics and response to therapy [J]. J Allergy Clin Immunol, 2009, 124 (6): 1319 - 1325. e3.

[105] OGBOGU P U, ROSING D R, HORNE M K 3rd. Cardiovascular manifestations of hypereosinophilic syndromes [J]. Immunol Allergy Clin North Am, 2007, 27 (3): 457 - 475.

[106] PÉREZ FIDALGO J A, GARCÍA FABREGAT L, CERVANTES A, et al. Management of chemotherapy extravasation: ESMO-EONS Clinical Practice Guidelines [J]. Ann Oncol, 2012, 23 (Suppl. 7): Ⅶ167 - Ⅶ173.

[107] PIRACCINI B M, IORIZZO M. Drug reactions affecting the nail unit: diagnosis and management [J]. Dermatol Clin, 2007, 25 (2): 215 - 221, Ⅶ.

[108] PLUSCHNIG U, HASLIK W, BAYER G, et al. Outcome of chemotherapy extravasation in a large patient series using a standardised management protocol [J]. Support Care Cancer, 2015, 23 (6): 1741 - 1748.

[109] POHLERS D, BRENMOEHL J, LÖFFLER I, et al. TGF-beta and fibrosis in different organs-molecular pathway imprints [J]. Biochim Biophys Acta, 2009, 1792 (8): 746 - 756.

[110] RAHIMI A, MOHAMAD O, ALBUQUERQUE K, et al. Novel hyaluronan formulation for preventing acute skin reactions in breast during radiotherapy: a randomized clinical trial [J]. Support Care Cancer, 2020, 28 (3): 1481 - 1489.

[111] RAPANOTTI M C, CARUSO R, AMMATUNA E, et al. Molecular characterization of paediatric idiopathic hypereosinophilia [J]. Br J Haematol, 2010, 151 (5): 440 - 446.

[112] RAY-BARRUEL G, XU H, MARSH N, et al. Effectiveness of Insertion and Maintenance Bundles in Preventing Peripheral Intravenous Catheter-related Complications and Bloodstream Infection in Hospital Patients: A Systematic Review [J]. Infect Dis Health, 2019, 24 (3): 152 - 168.

[113] RAYNER R, CARVILLE K, LESLIE G, et al. A review of patient and skin characteristics associated with skin tears [J]. J Wound Care, 2015, 24 (9): 406 - 414.

[114] RAZA S, KIRKLAND R S, PATEL A A, et al. Insight into Sweet's syndrome and associated-malignancy: a review of the current literature [J]. Int J Oncol, 2013, 42 (5): 1516 - 1522.

[115] Registered Nurses' Association of Ontario. Assessment and management of pressure injuries for the interprofessional team, third edition [EB/OL]. (2016 - 03 - 01). https://rnao. ca/bpg/guidelines/pressure-injuries.

[116] REYES-HABITO C M, ROH E K. Cutaneous reactions to chemotherapeutic drugs and targeted therapy for cancer: Part Ⅱ. Targeted therapy [J]. J Am Acad Dermatol, 2014, 71 (2): 217. e1 - 217. e11, 227 - 228.

[117] REYNOLDS P M, MACLAREN R, MUELLER S W, et al. Management of extravasation injuries: a focused evaluation of noncytotoxic medications [J]. Pharmacotherapy, 2014, 34 (6): 617 - 632.

[118] RICKARD C M, MARSH N, WEBSTER J, et al. Dressings and securements for the pre-

vention of peripheral intravenous catheter failure in adults (SAVE): a pragmatic, randomized controlled, superiority trial [J]. Lancet, 2018, 392 (10145): 419 –430.

[119] ROBERT C, SIBAUD V, MATEUS C, et al. Nail toxicities induced by systemic anticancer treatments [J]. Lancet Oncol, 2015, 16 (4): e181 –e189.

[120] ROCHET N M, CHAVAN R N, CAPPEL M A, et al. Sweet syndrome: clinical presentation, associations, and response to treatment in 77 patients [J]. J Am Acad Dermatol, 2013, 69 (4): 557 –564.

[121] ROSMAN I S, LLOYD B M, HAYASHI R J, et al. Cutaneous effects of thiotepa in pediatric patients receiving high-dose chemotherapy with autologous stem cell transplantation [J]. J Am Acad Dermatol, 2008, 58 (4): 575 –578.

[122] RYAN J L, HECKLER C E, LING M, et al. Curcumin for radiation dermatitis: a randomized, double-blind, placebo-controlled clinical trial of thirty breast cancer patients [J]. Radiat Res, 2013, 180 (1): 34 –43.

[123] SAAVEDRA A P, KOVACS S C, MOSCHELLA S L. Neutrophilic dermatoses [J]. Clin Dermatol, 2006, 24 (6): 470 –481.

[124] SCHULTZ G S, BARILLO D J, MOZINGO D W, et al. Wound bed preparation and a brief history of TIME [J]. Int Wound J, 2004, 1 (1): 19 –32.

[125] SCHULTZ G S, SIBBALD R G, FALANGA V, et al. Wound bed preparation: a systematic approach to wound management [J]. Wound Repair Regen, 2003, 11 (Suppl. 1): S1 –S28.

[126] SERJEANT G R, GALLOWAY R E, GUERI M C. Oral zinc sulphate in sickle-cell ulcers [J]. Lancet, 1970, 2 (7679): 891 –892.

[127] SERJEANT G R, SERJEANT B E, MOHAN J S, et al. Leg ulceration in sickle cell disease: medieval medicine in a modern world [J]. Hematol Oncol Clin North Am, 2005, 19 (5): 943 –956, VIII –IX.

[128] SHI C R, HUANG J T, NAMBUDIRI V E. Pediatric cutaneous graft versus host disease: A review [J]. Curr Pediatr Rev, 2017, 13 (2): 100 –110.

[129] SIBAUD V, LEBŒUF N R, ROCHE H, et al. Dermatological adverse events with taxane chemotherapy [J]. Eur J Dermatol, 2016, 26 (5): 427 –443.

[130] SIBBALD R G, KRASNER D L, LUTZ J. SCALE: Skin changes at life's end: final consensus statement: October 1, 2009 [J]. Adv Skin Wound Care, 2010, 23 (5): 225 –238.

[131] SOLMAZ S, KORUR A, GEREKLIOǦLU Ç, et al. Anorectal complications during neutropenic period in patients with hematologic diseases [J]. Mediterr J Hematol Infect Dis, 2016, 8 (1): 1 –5.

[132] SONIS S T. The pathobiology of mucositis [J]. Nat Rev Cancer, 2004, 4 (4): 277 –284.

[133] SPIEGEL R J. The acute toxicities of chemotherapy [J]. Cancer Treat Rev, 1981, 8 (3): 197 –207.

[134] STRAZZIERI-PULIDO K C, PERES G R, CAMPANILI T C, et al. Incidence of Skin

Tears and Risk Factors: A Systematic Literature Review [J]. J Wound Ostomy Continence Nurs, 2017, 44 (1): 29 – 33.

[135] STROBL J, PANDEY R V, KRAUSGRUBER T, et al. Anti-apoptotic molecule BCL2 is a therapeutic target in steroid-refractory graft-versus-host disease [J]. J Invest Dermatol, 2020, 140 (11): 2188 – 2198.

[136] SULLIVAN P S, MORENO C. A Multidisciplinary Approach to Perianal and Intra-Abdominal Infections in the Neutropenic Cancer Patient [J]. Oncology (Williston Park), 2015, 29 (8): 581 – 590.

[137] SULLIVAN T P, KING L E J r, BOYD A S. Colchicine in dermatology [J]. J Am Acad Dermatol, 1998, 39 (6): 993 – 999.

[138] TAN W F, VOO S Y M, TAN W C, et al. Sweet's syndrome: A review from two tertiary hospitals in Malaysia [J]. Med J Malaysia, 2022, 77 (6): 669 – 675.

[139] TEJWANI A, WU S, JIA Y, et al. Increased risk of high-grade dermatologic toxicities with radiation plus epidermal growth factor receptor inhibitor therapy [J]. Cancer, 2009, 115 (6): 1286 – 1299.

[140] TILLEY C P, FU M R, VAN CLEEVE J, et al. Symptoms of Malignant Fungating Wounds and Functional Performance among Patients with Advanced Cancer: An Integrative Review from 2000 to 2019 [J]. J Palliat Med, 2020, 23 (6): 848 – 862.

[141] TSICHLAKIDOU A, GOVINA O, VASILOPOULOS G, et al. Intervention for symptom management in patients with malignant fungating wounds—a systematic review [J]. J BUON, 2019, 24 (3): 1301 – 1308.

[142] UpToDate 临床顾问. 放射性皮炎 [EB/OL]. [2022 – 11 – 18]. https://www.uptodate. cn/contents/zh-Hans/radiation-dermatitis?

[143] USUKI A, FUNASAKA Y, OKA M, et al. Tegafur-induced photosensitivity—evaluation of provocation by UVB irradiation [J]. Int J Dermatol, 1997, 36 (8): 604 – 606.

[144] VALENT P, KLION A D, HORNY H P, et al. Contemporary consensus proposal on criteria and classification of eosinophilic disorders and related syndromes [J]. J Allergy Clin Immunol, 2012, 130 (3): 607 – 612. e9.

[145] VARACALLO M, SHIREY L, KAVURI V, et al. Acute compartment syndrome of the hand secondary to propofol extravasation [J]. J Clin Anesth, 2018, 47: 1 – 2.

[146] VERYKIOU S, ALJEFRI K, GOPEE H, et al. Cutaneous manifestations of phosphate solution extravasation [J]. Clin Exp Dermatol, 2018, 43 (1): 42 – 45.

[147] VIGORITO A C, CAMPREGHER P V, STORER B E, et al. Evaluation of NIH consensus criteria for classification of late acute and chronic GVHD [J]. Blood, 2009, 114: 702 – 708.

[148] VILLARREAL-VILLARREAL C D, OCAMPO-CANDIANI J, VILLARREAL-MARTÍNEZ A. Sweet Syndrome: A Review and Update [J]. Actas Dermosifiliogr, 2016, 107 (5): 369 – 378.

[149] VOELTER-MAHLKNECHT S, BAUER J, METZLER G, et al. Bullous variant of Sweet's syndrome [J]. Int J Dermatol, 2005, 44 (11): 946 – 947.

［150］ WALLING H W, SNIPES C J, GERAMI P, et al. The relationship between neutrophilic dermatosis of the dorsal hands and sweet syndrome：report of 9 cases and comparison to a-typical pyoderma gangrenosum ［J］. Arch Dermatol, 2006, 142（1）：57 – 63.

［151］ WEI J, MENG L, HOU X, et al. Radiation-induced skin reactions：mechanism and treatment ［J］. Cancer Manag Res, 2018, 11：167 – 177.

［152］ WELLER P F, BUBLEY G J. The idiopathic hypereosinophilic syndrome ［J］. Blood, 1994, 83（10）：2759 – 2779.

［153］ WENG M H. The effect of protective treatment in reducing pressure ulcers for non-inva-sive ventilation patients ［J］. Intensive Crit Care Nurs, 2008, 24（5）：295 – 299.

［154］ WHEELAND R G, BURGDORF W H, HUMPHREY G B. The flag sign of chemotherapy ［J］. Cancer, 1983, 51（8）：1356 – 1358.

［155］ WHITE J M, MUFTI G J, SALISBURY J R, et al. Cutaneous manifestations of granulo-cyte colony-stimulating factor ［J］. Clin Exp Dermatol, 2006, 31（2）：206 – 207.

［156］ WIZNIA L E, SUBTIL A, CHOI J N. Subacute cutaneous lupus erythematosus induced by chemotherapy：gemcitabine as a causative agent ［J］. JAMA Dermatol, 2013, 149（9）：1071 – 1075.

［157］ WONG R K, BENSADOUN R J, BOERS-DOETS C B, et al. Clinical practice guidelines for the prevention and treatment of acute and late radiation reactions from the MASCC Skin Toxicity Study Group ［J］. Support Care Cancer, 2013, 21（10）：2933 – 2948.

［158］ World Health Organization. Malnutrition ［EB/OL］. ［2021 – 06 – 09］. https：//www. who. int/en/news-room/fact-sheets/detail/malnutrition.

［159］ WOUNDS U K. Best practice statement：maintaining skin integrity ［EB/OL］. ［2018 – 10 – 23］. https：//wounds-uk. com/best-practice-statements/maintaining-skin-integri-ty/.

［160］ YEE C, WANG K, ASTHANA R, et al. Radiation-induced Skin Toxicity in Breast Canc-er Patients：A Systematic Review of Randomized Trials ［J］. Clin Breast Cancer, 2018, 18（5）：e825 – e840.

［161］ YOKOTA T, ZENDA S, OTA I, et al. Phase 3 Randomized Trial of Topical Steroid Ver-sus Placebo for Prevention of Radiation Dermatitis in Patients With Head and Neck Cancer Receiving Chemoradiation ［J］. Int J Radiat Oncol Biol Phys, 2021, 111（3）：794 – 803.

［162］ ZEISER R, BLAZAR B R. Acute Graft-versus-Host Disease—Biologic Process, Preven-tion, and Therapy ［J］. N Engl J Med, 2017, 377（22）：2167 – 2179.

［163］ ZHOU Y, GAO H, HUA H, et al. Clinical effectiveness of matrine sitz bath in treating perianal infection after chemotherapy for acute leukemia ［J］. Ann Palliat Med, 2020, 9（3）：1109 – 1116.

［164］ 安果仙, 任红霞, 杜丽洁. 传统方法与新型敷料联合应用于白血病患儿肛周感染的效果研究 ［J］. 中国药物与临床, 2020, 20（24）：4180 – 4181.

［165］ 北京护理学会, 北京大学人民医院, 北京大学护理学院. 造血干细胞移植患者口腔黏膜炎的预防与护理专家共识 ［J］. 中国护理管理, 2021, 9：1 – 8.

［166］ 曹洁, 顾婕, 吕春, 等. 2021 年第 8 版《输液治疗实践标准》的解读及启示

[J]. 护理学报，2022，29（22）：74-78.

[167] 曹玉婷，钱孝鑫，刘艳，等. 间充质干细胞治疗移植物抗宿主病的研究进展 [J]. 世界临床药物，2019，40（4）：293-298.

[168] 常丽萍，佟金谕，郭婷，等. 住院病人医院获得性压力性损伤的原因分析 [J]. 护理研究，2022，36（23）：4317-4320.

[169] TRELEAVEN J，BARRETT A J. 造血干细胞移植的临床实践 [M]. 陈虎，译. 北京：北京大学医学出版社，2016：454-456.

[170] 陈小丽，冯一梅，孙恒蕊，等. 恶性血液病患者并发肛周组织感染相关因素 Meta 分析 [J]. 第三军医大学学报，2020，42（17）：1763-1770.

[171] 邓波，李飞，邬勋莲，等. 3D 伤口测量仪在慢性伤口测量中的应用研究 [J]. 护理研究，2020，34（4）：689-692.

[172] 丁炎明. 伤口护理学 [M]. 北京：人民卫生出版社，2017.

[173] 范铭，冯梅，袁双虎. 放射性皮炎的预防与治疗临床实践指南 [J]. 中华肿瘤防治杂志，2023，30（6）：315-323.

[174] 范壮先. 正确的漱口方法对白血病病人口腔感染的影响 [J]. 护理研究，2012，26（26）：2458.

[175] 高娟，张亚朋，苏龙. 异基因造血干细胞移植后急性移植物抗宿主病预防的研究进展 [J]. 中国医学前沿杂志（电子版），2022，14（3）：53-58.

[176] 高兴莲，郭莉，何丽，等. 术中获得性压力性损伤预防专家共识 [J]. 护理学杂志，2023，38（1）：44-47.

[177] 高玉红，刘会玲，王波，等. 1 例白血病合并多处皮肤软组织感染并发败血症患者的护理 [J]. 中华护理杂志，2018，53（6）：749-752.

[178] 顾梦倩，曹松梅，陈圣枝，等. 成人医疗器械相关压力性损伤预防的证据总结 [J]. 解放军护理杂志，2020，37（8）：48-52.

[179] 顾欣，王莉，付阿丹，等. 1.22% 甲硝唑氯化钠坐浴液联合化痔栓治疗急性白血病肛周感染效果观察 [J]. 中国医院药学杂志，2017，37（13）：1281-1284.

[180] 静脉治疗护理技术操作规范 [J]. 中国护理管理，2014，14（1）：1-4.

[181] 国家卫生健康委办公厅. 国家卫生健康委办公厅关于开展"互联网＋护理服务"试点工作的通知 [EB/OL]. [2019-02-12]. http://www.nhc.gov.cn/yzygj/s7657g/201902/bf0b25379ddb48949e7e21edae2a02da.shtml.

[182] 韩燕，王怀远，孙艳红，等. 老年住院压力性损伤患者营养支持的最佳证据总结 [J]. 中华护理杂志，2022，57（19）：2339-2344.

[183] 何焱玲，朱铁君，朱学骏. 皮肤白血病特异性皮损与病情演变预后分析 [J]. 临床皮肤科杂志，2002，31（6）：358-360.

[184] 胡爱玲，郑美春，李伟娟. 现代伤口与肠造口临床护理实践 [M]. 2 版. 北京：中国协和医科大学出版社，2018.

[185] 胡翊群，赵涵芳. 血液系统 [M]. 上海：上海交通大学出版社，2012.

[186] 黄玲玲，杨敏. 心理应激对伤口愈合影响的研究进展 [J]. 国际医药卫生导报，2017，23（8）：1109-1115.

[187] 黄先豹，卢玮，纪德香，等. 急性白血病患者化疗后医院感染危险因素分析

[J]. 中华医院感染学杂志, 2014, 24 (7): 1702 - 1704.

[188] 惠云, 胡文星, 陈军, 等. 移植物抗宿主病的皮肤表现及治疗进展 [J]. 国际皮肤性病学杂志, 2015, 41 (5): 287 - 289.

[189] 蒋琪霞. 伤口护理临床实践指南 [M]. 南京: 东南大学出版社, 2004.

[190] 金丽芬, 谢琼, 李红霞. 临床常见伤口护理 [M]. 昆明: 云南科技出版社, 2016.

[191] 李春燕. 美国 INS2016 版《输液治疗实践标准》要点解读 [J]. 中国护理管理, 2017, 17 (2): 150 - 153.

[192] 张有生, 李春雨. 实用肛肠外科学 [M]. 北京: 人民军医出版社, 2009.

[193] 李琦. 李琦伤口护理 [M]. 上海: 上海科学技术出版社, 2014.

[194] 李元, 朱曦, 江智霞, 等. 白血病患者 PICC 相关性血流感染目标性监测及危险因素分析 [J]. 中华医院感染学杂志, 2017, 27 (20): 4622 - 4625.

[195] 林晓芬, 张慈婵. 一例造血干细胞移植患者并发慢性移植物抗宿主病皮肤排斥的护理 [J]. 护士进修杂志, 2018, 33 (10): 955 - 956.

[196] 刘立, 成颖. 实用伤口护理手册 [M]. 北京: 人民军医出版社, 2012.

[197] 卢玲, 葛永芹, 朱霞明, 等. 碘伏稀释液肛周坐浴对恶性血液肿瘤化疗患者肛周感染的防控效果研究 [J]. 中华医院感染学杂志, 2019, 29 (22): 3453 - 3456, 3493.

[198] 罗玉勤, 李孟璇, 程秋, 等. 血液肿瘤患者化疗后肛周感染危险因素病例对照研究 [J]. 护理学报, 2022, 29 (7): 7 - 11.

[199] 罗玉勤. 1 例重型再生障碍性贫血患者并发鼻唇部感染的护理 [J]. 现代临床护理, 2015, 14 (11): 73 - 75.

[200] 骆宜茗, 刘庭波, 谢泗停, 等. 成人急性白血病患者住院化疗感染的临床特征及影响因素研究 [J]. 中华血液学杂志, 2015, 36 (12): 1020 - 1024.

[201] 毛凌, 陈凤姣, 张川莉. 透明敷贴在异基因造血干细胞移植术后并发皮肤 GVHD 患者 PICC 导管维护中的应用 [J]. 中华现代护理杂志, 2017, 23 (1): 64 - 65, 66.

[202] 莫阿奇. 温生理盐水反复漱口在造血干细胞移植病人中预防口腔炎作用的研究 [D]. 长沙: 中南大学, 2014: 25 - 26.

[203] 南锐伶, 裴菊红, 张亚斌, 等. 黏膜压力性损伤的护理研究进展 [J]. 解放军护理杂志, 2020, 37 (12): 62 - 64.

[204] 宁宁, 廖灯彬, 刘春娟. 临床伤口护理 [M]. 北京: 科学出版社, 2013.

[205] 任之珺, 夏欣华, 程安琪, 等. 力学因素致压力性损伤的预防新进展 [J]. 护理研究, 2017, 31 (10): 1167 - 1170.

[206] 中华护理学会静脉输液治疗专业委员会. 临床静脉导管维护操作专家共识 [J]. 中华护理杂志, 2019, 54 (9): 1334 - 1342.

[207] 孙巧枝, 陈长英, 李爱敏, 等. 化疗药物渗漏性损伤治疗的护理进展 [J]. 中华护理杂志, 2011, 46 (5): 521 - 524.

[208] 谭彩凤. 一例急性移植物抗宿主病皮肤损伤Ⅳ级的护理 [J]. 临床医药文献电子杂志, 2020, 7 (5): 174 - 175.

[209] 田伟，郑雅男，冯昌银，等．急性皮肤型移植物抗宿主病 8 例临床分析并文献复习 [J]．临床皮肤科杂志，2015，44（11）：682－684．

[210] 王方，邓建川．异基因造血干细胞移植后急性移植物抗宿主病预防方法研究进展 [J]．检验医学与临床，2018，15（19）：2980－2984．

[211] 王建祥．血液系统疾病诊疗规范 [M]．2 版．北京：中国协和医科大学出版社，2020．

[212] 王静，魏力．健康教育应用在 PICC 置管患者中的 Meta 分析 [J]．中华现代护理杂志，2015，21（16）：1901－1905．

[213] 王莉，付阿丹，许琍文，等．自制坐浴液联合化痔栓治疗急性白血病患者化疗后肛周感染 [J]．护士进修杂志，2017，32（10）：912－914．

[214] 王瑞静，马春霞，秦莹．血液系统疾病护理 [M]．郑州：河南科学技术出版社，2017．

[215] 王延峰，杨巧红，刘安康．人工智能在慢性伤口评估和治疗中的应用 [J]．护士进修杂志，2022，37（15）：1393－1396．

[216] 吴佳倩，李敏，甘秀妮．《器械相关压力性损伤：SECURE 安全预防》国际专家共识解读 [J]．护理研究，2022，36（18）：3197－3201．

[217] 徐洪莲，王静．常见伤口解析与护理 [M]．上海：复旦大学出版社有限公司，2019．

[218] 徐姗娜，薛晓燕，詹莎．儿童造血干细胞移植后皮肤移植物抗宿主病的护理研究 [J]．中西医结合护理（中英文），2019，5（8）：228－231．

[219] 徐世荣．边缘血液病学 [M]．天津：天津科学技术出版社，2010．

[220] 杨龙飞，齐敬晗，刘佳琳，等．压力性损伤预防和治疗循证指南的意见总结 [J]．护理研究，2022，36（6）：1008－1015．

[221] 杨茂凡，周会兰，陈柯宇，等．ICU 经口气管插管患者口腔黏膜压力性损伤研究进展 [J]．护理学杂志，2023，38（2）：21－24．

[222] 姚晓丹，王莉，丁婷，等．甲硝唑联合不同浓度盐水坐浴治疗白血病肛周感染的效果观察 [J]．护士进修杂志，2019，34（15）：1400－1401．

[223] 尤黎明，吴瑛．内科护理学 [M]．6 版．北京：人民卫生出版社，2017．

[224] 张金迎，杜良凤．化疗药物静脉外渗的预防及护理进展 [J]．国际护理学杂志，2011，30（4）：485－487．

[225] 张润节，郭彤，刘心菊，等．两部压力性损伤相关指南推荐意见的解读 [J]．护理研究，2020，34（24）：4319－4323．

[226] 张潇予，翟卫华，张荣莉，等．急性白血病化疗后感染初始体温峰值与粒细胞缺乏持续时间的相关性及其机制 [J]．中国实验血液学杂志，2018，26（3）：665－670．

[227] 张学军．皮肤性病学 [M]．8 版．北京：人民卫生出版社，2013．

[228] 成人癌性疼痛护理：T/CNAS 01—2019 [S]．[2019－11－10]．http://hltb. kxj. org. cn/index/tuanti/standard. html?team_ standard_ id＝1．

[229] 放化疗相关口腔黏膜炎预防及处理：T/CNAS 15—2020 [S]．[2021－02－01]．http://hltb. kxj. org. cn/index/tuanti/standard. html?team_ standard_ id＝15．

［230］周思君，谌永毅，许湘华，等. 生命末期患者压力性损伤管理的研究进展［J］. 护理学杂志，2021，36（6）：105－108.

［231］周玉虹. 最新伤口护理手册［M］. 北京：人民军医出版社，2015.

附　录

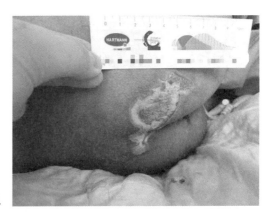

附图 1　患者骶尾部压疮情况

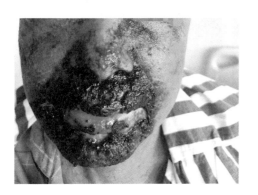

附图 2　血液肿瘤患者鼻面部感染

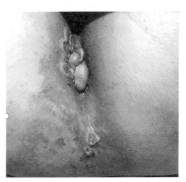

附图 3　血液肿瘤患者肛周感染

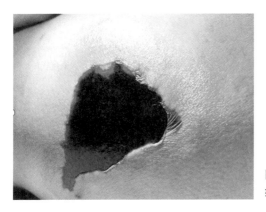

附图 4　血液肿瘤患者臀部皮肤
软组织感染

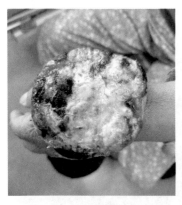

附图 5　患者手部伤口正面

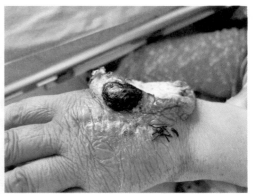

附图 6　患者手部伤口侧面

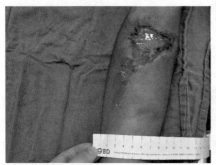

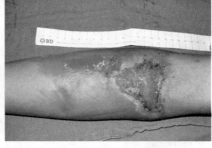

附图 7　患者外渗伤口情况

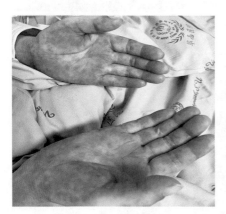

附图 8　双手掌斑丘疹

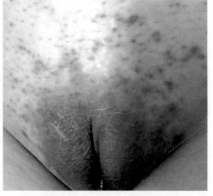

附图 9　会阴部斑丘疹

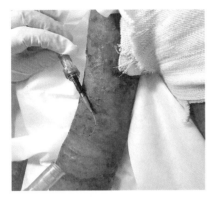

附图 10　右上肢皮肤坏死

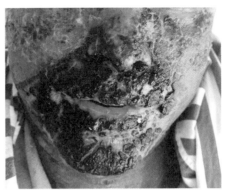

附图 11　颜面部皮肤坏死

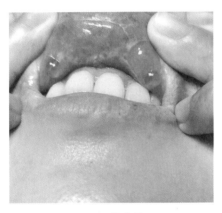

附图 12　上唇苔藓样 cGVHD

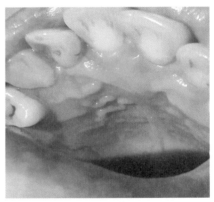

附图 13　上颚苔藓样 cGVHD

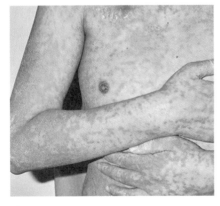

附图 14　双上肢及胸前区苔藓样 cGVHD

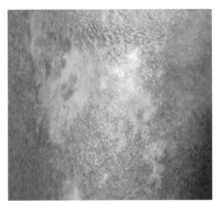

附图 15　上肢硬化样 cGVHD

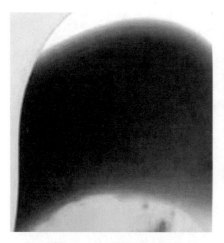

附图 16　患者墨绿色水样便

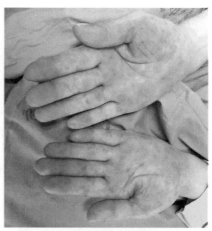

附图 17　患者双手掌红色皮疹

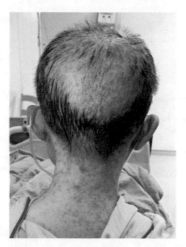

附图 18　患者头颈部红色皮疹

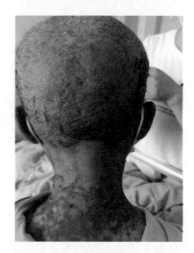

附图 19　患者头颈部皮疹颜色变暗伴脱皮

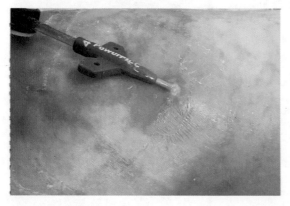

附图 20　PICC 穿刺点脓性分泌物